妄想とパースペクティヴ性

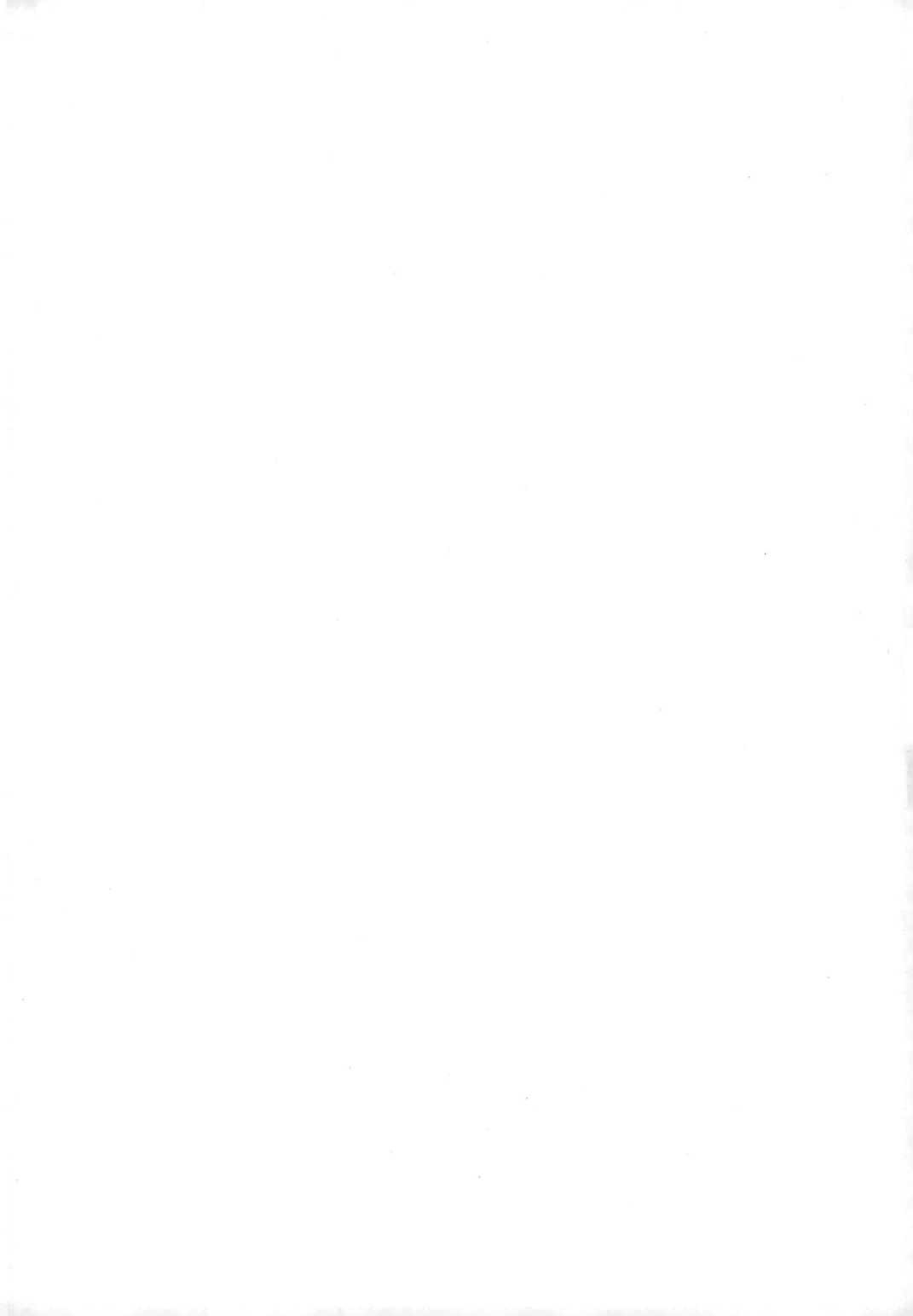

妄想とパースペクティヴ性

認 識 の 監 獄

ヴォルフガング・ブランケンブルク編

W. Th. ヴィンクラー，R. クーン，M. クノル，A. クラウス，J. グラッツェル，
Chr. シャルフェッター，W. v. バイヤー，G. ベネディッティ

山岸 洋　野間俊一　和田 信
共訳

学樹書院

Wahn und Perspektivität

Störungen im Realitätsbezug des Menschen
und ihre Therapie
Herausgegeben von Wolfgang Blankenburg
Unter Mitarbeit von W. v. Baeyer, G. Benedetti, J. Glatzel, M. Knoll,
A. Kraus, R. Kuhn, Chr. Scharfetter und W. Th. Winkler

Translated and Edited by
Hiroshi Yamagishi, Shun'ichi Noma, and Makoto Wada

© 1991 Ferdinand Enke Verlag, Stuttgart
© 2003 Gakuju Shoin, Publishers Ltd. Tokyo

All rights reserved. No part of this book may be reproduced in any form without permission from the publisher.

序　文

　本書は妄想問題を，その広がりすべてにわたって論じつくそうとするものではない。そうするには，もっと周到な準備やもっと大規模な作業が必要となったはずである。そのように妄想全般について考えようとするのなら，妄想の精神病理に関わる膨大な文献に目を通す必要がある。しかし本書で議論されるのは，妄想のもつある特定の側面についてだけである。つまり，妄想とパースペクティヴ性との間の関係，もっと正確に言うなら，パースペクティヴの可動性やパースペクティヴの交換の能力が妄想においてどのようにして損なわれているのか，そしてまたこうした能力の障害は，妄想体験を理解するのにどれほど重要なものであると考えるべきなのか，という問題が本書の主題なのである。このことを考えてみることによって，妄想問題に向かって，限定的にではあるが，その本質に迫るような一つの通路が開かれることになる。その途上には次のような問題も含まれる。すなわち，健康な人が現実に対して妄想的でない関係をとることを可能にしているのはいったい何なのか，妄想患者ではどう見ても失われてしまっているようなそうした現実に対する関係が，健康な人の場合，何によってどのように成立するのか，それが多少なりとも安定したまま維持されるのはどうしてなのか，という問題である。

　こうした問題は，多かれ少なかれ，本書の収めるすべての論文において登場してくる。こうした問題を問うことは，精神病理学と実際の治療とを以前にもまして緊密に結びつけるという目標に適っている。本書の一連の論文においてそこに至る最初の一歩が踏みだされている。とはいえ，まだはっきりとした道筋が示されているわけではないこともたしかである。研究と治療のさまざまな手法を相互に結ぶ橋がかけられてきた。理論と実践との間にばかりではなく，主として神経生物学的な方向をもつ構想と，主として社会的または精神力動的な方向をもつ構想との間にもいくつかの橋ができつつある。それがどこまで成功したのか，これから何を追加していくべきなのか，ということは批判的によく考えてみなければならない。こうしたさまざまな通路を統合しようとする仕事が近年，集中的に行なわれるようになっており，精神医学にとってそうした作業が避けて通れないものであることも次第に明らかになってきている。

　悲しいことであるが，ここで本書の執筆者のうちの二人について特に言及

しておかねばならない。W.Th.ヴィンクラーは彼の原稿を送ってきた直後に死去した。われわれのすべてにとってまったく思いもかけないことであった。「力動的」な精神病理学，すなわち精神療法への移行の道をきりひらくような精神病理学というコンセプトをかかげていた点で，彼は独特であった。私は本書が彼の意図をさらに推し進めるのに役立つことを願っている。ここに掲載した彼の論文は，彼がその生涯において完成させた最後の仕事だということになるだろう。われわれのもとを去っていってしまったもう一人の執筆者は W.v. バイヤー である。彼は多年にわたってドイツ精神医学界の長老と見なされていた。死去する直前まで彼は知的な仕事を精力的に続けていた。本書の論文もそのことを物語っている。その中で彼は，「出会い」のうちに妄想患者の基底的障害を考える彼自身の構想を語っているが，それは従来の構想にただ見かけ上の改変を加えたり，自分への反論に対して弁護を行なったりしたというだけのものではない。むしろ彼は，「妄想とパースペクティヴ性」というテーマに刺激されて，彼の構想の最も肝心な部分にまで修正を施しているのである。こうして二者関係の障害から自我－他者－中立者の間の三者関係の障害が導き出されている。W.v. バイヤーは，不運にも出版が遅れてしまったために，彼のこの論文が発表されるのを見届けられないことを非常に残念がっていた。彼は自分の新たな構想が専門家の間でどのように受け入れられるかを知りたかったのであろう。彼の考想について議論することによって，彼が長くわれわれの記憶にとどまってくれればと思う。

　しかしまた本書のそのほかの論文も――本書出版のために完全に書き直されたものもあり，もとのままの形のものもあるが――妄想問題にとっての「パースペクティヴ性」の意義についての議論に終止符をうっているわけでは決してない。むしろ本書は，そこに含まれている理論的および治療的帰結をさらに進展させるための最初の一撃であると考えられる。進むべき方向は，知覚 Wahrnehmen の精神生理からあの独特な「現実認識 Wahrhaben」の精神病理および治療への橋渡しを行なうという方向である。日常的な臨床においても，また病院の外に出ても，われわれはそうした独特の「現実認識」に出会う。われわれはそれを「妄想 Wahn」あるいは「思い込み Wähnen」と呼ぶのであるが。

1990年秋　マールブルクにて
ヴォルフガング・ブランケンブルク

目 次

Wahn und Perspektivität. Herausgegeben von Wolfgang Blankenburg

序　文

緒言——学際的コンセプトとしてのパースペクティヴ性
ヴォルフガング・ブランケンブルク　………　1

パースペクティヴ性と妄想
ヴォルフガング・ブランケンブルク　………　6

人間的な営為としての出会い，出会いの障害としての妄想
——パースペクティヴ引き受けの精神病理
ヴァルター・フォン・バイヤー（故）　………　45

パースペクティヴ性の病理
ヨハン・グラッツェル　………　60

変容した覚醒意識状態としての妄想
クリスティアン・シャルフェッター　………　69

妄想と自己
——獣化妄想の例に見られた自己像の一次元的な歪み
ミヒャエル・クノル　………　88

同一性理論から見たメランコリー性妄想
アルフレート・クラウス　………　103

精神療法の観点から見た妄想
ガエターノ・ベネデッティ　………　120

相互作用的現象としての妄想
W. Th. ヴィンクラー（故）　………　133

妄想治療の現存在分析的側面と精神薬理学的側面
――完全に対立するかに見える二つの治療法の接近へ向けて
ローラント・クーン ………… 142

結語：パースペクティヴ性 vs. パースペクティヴ主義
――パースペクティヴ可動性不足の病理からその治療へ
ヴォルフガング・ブランケンブルク ………… 155

　訳者あとがき　163
　人名索引　167

緒　言
学際的コンセプトとしてのパースペクティヴ性

ヴォルフガング・ブランケンブルク

　パースペクティヴ［遠近法・透視図法］，パースペクティヴ性［配景性］，パースペクティヴの引き受け，パースペクティヴの交換，パースペクティヴ間の相互性［互換性］[注1]，パースペクティヴの渦[注1a]などの言葉はある種の学際的な言説のキーワードとなっている。もともとは美術史[注1b]，幾何学，光学から借用されたこれらの言葉は，これまで精神医学よりもむしろ発達心理学と社会心理学において転義的な意味で使われていた。この二つの分野において非常に実りのある結果をもたらしたのであるから，精神医学や精神療法に対してもこれらの言葉が重要性をもつのではないかと考えてみることは当然であるように思われる。もちろん心理学と精神病理学への応用においては，こうした言葉のもつ境界づける機能よりも何かを解明するはたらきの方に期待がもたれるのである[注2]。だからこれらの言葉をまさに「鍵となる言葉(キーワード)」[注3]と呼ぶことには，ある程度正当性があると言ってよいだろう。

　パースペクティヴ性という言葉は，まったく一般的に言うのであれば，人間が世界に対してとりむすぶ関係について，そして世界が人間に対してどのように現われているのかというありかたについて，何かを言い表わそうとしていることは明らかである。「パースペクティヴ［遠近法］主義」という言葉を聞いてまず想起されるのは，いかなる見方もその主体と関連しているということ，したがって主観性をまぬがれないということであり，これは要するにある種のラディカルな相対主義である。しかし他方で，ルネサンス期の絵画における遠近法の発見[注4]は，現実をより主観的にとらえるというだけではなく，同時にまた，より写実的にとらえることを可能にしたのだということもよく知られている。ここにパラドックスが生じるように見えるのであるが，これを解消することは一つの課題である。このパラドックスから見て取れるのは，パースペクティヴ性というものは明らかにヤーヌス（双面神）の顔をもっているということである。一方で，パースペクティヴ性が示唆する主体関連性は「主観性」を意味しているように思われる。しかし他方で

Einleitung: Perspektivität als interdisziplinäres Konzept

は，パースペクティヴ性は，その本来のありかたとして主観性を巻き込むということによって，むしろ単なる「主観性」を克服する道をわれわれに示してもいるのである。こうした二面性は，パースペクティヴ性モデルを，妄想における自己と世界の関係へと応用する場合にもあてはまる。一方で，妄想は，一見したところでは，人間のあらゆる視点のもつパースペクティヴ性が異様に誇張されたものであるかのような印象を与える。しかし他方では，妄想においては，本来あるべきパースペクティヴ性との自由柔軟な関わりが不可能になっていると考えることもできるのである。一方では，「妄想する」という場合，その妄想する主体（主観）にすべてが帰着するように見えるのであるが(注5)，他方では，妄想患者には本来のパースペクティヴ性はほとんど実在しないようにも思われ，だからこそある人たちは「妄想世界」を「パースペクティヴなき世界」と見なそうという気にもなるのである（Minkowski, Binswanger, Conrad, Ey, Glatzel, Scharfetter, Wyss など）。

　本書において光学的な現象が論じられるわけではないということは言うまでもない。そしてまたここでは，感覚生理学におけるように，個別な主体がそれぞれにもっている個々のパースペクティヴを問題にしたり，外部世界に実在するものとの関わり方をもっぱら個人の病理という形で問題にしたりするだけでは不十分なのである。主要な論点はむしろパースペクティヴ引き受けの能力とパースペクティヴ交換の可能性というところにある。そしてそうしたことを可能にしている間主観的な前提条件こそ，妄想患者において特に失われているものであると見なさねばならないというのが，われわれの基本テーゼである。

　視覚の精神生理学上の一定の障害を説明するためには，純粋に空間的な（場合によっては時間的な）意味でのパースペクティヴ可動性の必要性を指摘するだけで事足りるのかもしれないが，妄想の発生を理解するためにはそれではまったく不十分である。そのためには，パースペクティヴ可動性の概念を，人と人との間でのパースペクティヴ交換といった過程にまで拡張する必要がある。認知発達心理学（Piaget）と社会心理学（Mead, Graumann など）に由来し，より一般的な形ではすでにカント（1790）(注6) が先取りしていたこの考え方は，実際のところ本書の各論説の中心に置かれている。この考え方が本書の議論の要点をなしている理由は，個体と環境の相互作用を重視する精神生理学的知覚研究の考え（「ゲシュタルトクライス」やサイバネティクスの制御回路モデル）と，システム理論的傾向をもつ社会心理学的・社会精神病理学的な考えとを結びつけるのに，この考え方が役に立つからだと

言ってもよいだろう。

　相互関係というものを生み出すこうした考え方は，精神医学の領域ではたとえばチオンピ（1982, 1988）にその例を見いだすことができるのだが，こうした考え方を志向する傾向は，私の見るかぎり，単なる一つの流行現象などではない。むしろこの傾向は，すべてを個々の部分的側面へと寸断してしまう現代にあってはどうしても必要な，妥当な全体展望を与えてくれるものと言うべきである。これに沿った方向で一歩を踏み出そうとすることが，本書の目標であるし，先に行なわれたシンポジウムの目標でもあったのである。

　「パースペクティヴ引き受け」という考えは新しいものではない。詩人や作家はさまざまな形でこれを表現してきた。二つだけ例をとりあげておくことにする。ゲーテの「ファウスト」（第二部）の終幕の場面には以下の数行が見いだされる。「この地上の世界で役に立つ私の目の中に降りておいで。この目をおまえたちのものとして使ってみるのだ……。」ここで想像されているのは，まったく霊的なパースペクティヴから地上のパースペクティヴへの交代ということである。もう一つの例は，われわれと同じ世紀（20世紀）の散文テクストで，作家ジョン・スタインベックの小説「缶詰横丁」(注7)の中に見られるものであるが，ここではある老人の視点が別の若者の視点に引き受けられるということが起こる。若いアンディは，落ちぶれた中国人と思われる老人を追いかけている。人々はこの老人を奇異に感じ，畏怖し，忌避しており，ある者たちにとってこの老人はついに「神」でさえあった。アンディは（おそらく自分の恐怖心に打ち克つために）この老人を皮肉に風刺しようとしていた。このときそれが起こるのである——ある瞬間から突然彼は，その男の，教会の門のように大きくなった目の中に入り込んでいると感じるようになった。彼は，その老いた中国人の目でものを見ているのである。「そして孤独が——その風景の荒涼たる冷たい孤独が——アンディにすすり泣きを強いた。なぜなら世界には誰も存在せず，彼はとり残されていたから……。」

　パースペクティヴ引き受けのこのような詩的な空想とは対照的に，これに関連した経験的研究（注1参照）の方はかなり冷めた見方をしている。われわれの患者，特に統合失調症の患者が他者のパースペクティヴといかに関わるかという問題も冷静に扱われている。完全な「パースペクティヴ間の相互性［互換性］」(Th. Litt, G. H. Mead, A. Schütz, C. F. Graumann ら) などというものは理論上想定されているにすぎず，現実には決して達成されるものではなく，また達成されることがあってはならないとも言えるのだということ，またどうしてそう言えるのかということについては，後に論じることに

なるだろう。「パースペクティヴの渦（スパイラル）」(Laing et al. 1966) といった構想の方がまだしも，現実に起こっていることに近いのかもしれない。この考え方は，最近パロ・アルト・グループ(注8)もシステム理論のモデルを援用しつつ再びとりあげており，彼らはこれをさらに発展させようとしている。パースペクティヴ伝達についてのコミュニケーション理論および相互作用理論による分析がなげかけるさまざまな問題は，いまなお十分な形で解決されているとは言えない状況である。本書はその解決に向けていささかの寄与を行なうことができるかもしれない。

　このような努力がただ単に理論的な意義しかもたないわけではないということは明白である。近年，急性期を脱した後の統合失調症患者の心理教育的，認知的，さらには（広義の）行動療法的な治療法が開発されているからである(注9)。これらの方法は，こうした患者の不安定化した志向性(注10)を前提とした上で，認知論を基盤にして，この障害に対して言わば戦略的により良く対処していく方策を患者に獲得させようと試みている。そうした治療法は，しかしまた志向性トレーニングというさらに高い目標をめざすものでもあり，過剰な要求を回避して地道な努力を重ねるという形でなされるパースペクティヴ可動化のトレーニングを目標達成の主要な手法として用いている。こうした観点から見て，本書におけるパースペクティヴ可動性の問題への取り組みは，治療実践に対する提起と受け取っていただいてもよいだろう。

注

1. C.F.Graumann(1960) は「パースペクティヴ性の現象学と心理学」という本を書いたが，その基盤となったのは G.Simmel(1890)，L.von Wiese(1924)，Th.Litt(1926(第3版))，E.Husserl(Husserliana 1950 ff.)，A.Schütz(1960-62)，G.H.Mead(1959/1969)，Becker(1956) らの論説であった――R.J de Folter(1983)の歴史的概説も参照。さらにこれらを補う重要な役割を果たしたのは，J.Piaget(1950, 1975) と Kolberg(1974) の発達心理学である。最近の社会心理学の研究方向については Geulen(1982)，Edelstein u. Keller(1982)，Edelstein u. Habermas(1984) の総説がある――さらに Forgas(1987)，Faßheber(1991) も参照。哲学におけるパースペクティヴ性概念の発展についてのすぐれた総説としては G. König(1989) のものがある。
1a. Laing et al.(1966)。
1b. W. Kambartel(1989) の総説。
2. Blankenburg(1987a) 参照。
3. W.v.Baeyer(1978) および本書。

緒言―学際的コンセプトとしてのパースペクティヴ性

4. ルネサンス以前および初期ルネサンスの絵画における「遠近法」の発見の過程をたどってみること (Perrig(1987)参照) も、われわれの問題にとって意義のないことではなかろう。当時の論争について見ておこう。守旧派の画家たちは、主としてドミニコ修道会の影響のもとに、従来からあった非遠近法的な画法を固守するよう主張していた。これに対して、伝統から解放されつつあった画家 Masaccio, Piero della Francesca, Leonardoらは、自然を尊重しつつ新しいものにも比較的寛容であったフランシスコ修道会を後ろ盾とし、またそこから理論的な支えを得てもいた。ここではそうした支持者の代表として――L.B.Alberti は別として―― Luca Pacioli の名前をあげておこう (Abels 1985)。なお美術史におけるパースペクティヴ性［遠近法］の概念の発展については W. Kambartel(1989) 参照。
5. Spitzer(1989) も参照。
6. 著者はもともと Kant の「共通感覚」(センスス・コムニス) 論によって、こうした方向に導かれたのである(Blankenburg 1969)。「判断力批判」(1790, §40) において「共同体的感覚という理念」が問題にされている。この共同体的感覚とは、「ある種の判断能力であり、それはその反省においてあらゆる他者の思考における表象のあり方を（アプリオリに）顧慮するものである。....これによって錯覚を避けることができる。錯覚は、簡単に客観的と誤解されてしまうような主観的な私的条件によって、判断に対して不利な影響を与えることになるのである。こうした錯覚を避けるということは....自分をあらゆる他者の立場に置いてみるということを通じてなされるのである....」。Kant の見ている先験的な方向を自然な日常経験へと移動させることは簡単である。このときパースペクティヴ交換というコンセプトも無理なく導き出されることになる。
7. J.Steinbeck(初版1945, Penguin Modern Classics 1985, p.105)
8. Watzlawick(1987), O'Hanlon u. Wilcke(1988) 参照。
9. Brenner et al.(1981), Buchkremer(1987), Strauss et al.(1987), Brücher(1990)など参照。
10. Mundt(1984,1990) および1989年マールブルクにおいて行なわれた研究集会「志向性――学際的な」(Blankenburg u. Bühler, 出版準備中) 参照。

本章に関連する文献は、次章末の文献表に含めてある。

パースペクティヴ性と妄想

ヴォルフガング・ブランケンブルク

　本論は妄想とパースペクティヴ性を互いに関係あるものとして考えようとする。まずその理由を説明しなければならないだろう。たしかに，パースペクティヴ性について問うことで明らかになるのは妄想問題の特定の一面でしかない[注1]。しかしそれは本質的な側面である。ここでパースペクティヴ性の問題を考察の中心に置くのは，現実への妄想的な関係と妄想的でない関係の構築について考えるための特別な——私の見るところでは治療のためにも重要な——通路がそこから開かれるからである。その二つの関係の差異もそこで明らかになるはずである。さらに，健康な人が現実への妄想的でない関係をもつことを可能にしているのはいったい何なのか，そして妄想患者ではどう見ても失われているこの関係が健康な人ではどのようにして，また何によって構築されるのか，ということも問われるはずである。
　われわれは「世界関係」と「現実連関」とを概念的に区別する。前者はより広い概念である。「世界関係」は，何かがわれわれにとって「現実的（レアル）」であったり「非現実的」であったりしうるということのさまざまなあり方を含んでいる[注2]。また「現実である」ということがさまざまな心理状態においてそれぞれどれだけの意義をもつかという価値づけも包含している。「半意識的なもの」，「前意識的なもの」，「無意識的なもの」の間には現実の意義に差異があるということを考えてみてもよいだろう。児童心理学や児童精神病理学では「副現実」という概念が知られており[注3]，大人でもこれに相当する現象のあることが知られている。A.シュッツは，「多重現実」という概念を打ち立てた（1962）。世界関係は夢の中にもある[注4]。そもそも「現実的」であるということが人間の意識にとってもちうる意義というものは，二重の意味で——すなわち内容的にも形式的にも——多様である。いわゆる「未開民族」を含む国際的な文化比較がこのことを示してくれるのはもちろんだが，今日では「同一国内の民族精神医学」によってもそのことは明らかにされている（Blankenburg 1984）。
　人間の現実に対する関係[注5]が障害される仕方はさまざまである。妄想患

者ではどのような水準で障害が起こっているのだろうか。妄想体験はすべて（まだ曖昧なものではあっても）結局は表象または判断のうちに析出してくるものであるということをまず確認しておかなければならない。これは妄想の定義の一部である。現実の受け入れや現実措定に何ら関わりのないことであれば、それを妄想とは言えないのである。妄想患者が現実と称するものは、われわれの現実と共通のものではないが、その（妄想的）現実への志向的関連[注6]が確認されることによってはじめて、患者の特有な気分は妄想気分と呼ばれるのである。妄想気分は、萌芽的なものであれすでに判断的な現実措定を含んでいる。「何かが起きている」という判断が含まれている点で、妄想気分は、単なる不気味さや「恐ろしさ」[注7]などの体験とは異なっている。着想についても同じである。いかに奇妙な着想であっても、その思いつきが「妄想着想」（K.シュナイダー）となるのは、その思いつきへの固着によってではなく――これは（妄想的でない）「固定観念」や強迫表象といった形でも起こりうる――、思いつきの内容が本人にとって帯びる現実としての性質によってである。しかし遅くとも K.ヤスパース の「精神病理学総論」（1913）が受容されて以降は、そこで第一に障害されているのは認知的機能ではありえないということで見解は一致している[注8]。たしかに、あらゆる妄想体験は、潜在的にせよ顕在的にせよ、現実判断（ないし判断という性質をもつ現実措定）において析出する。けれども妄想体験自体の源泉は、述定的な世界関係のうちにではなく、前述定的な世界関係のうちに求められるべきなのである。

　現実との関わりの基盤、すなわち場合によってさまざまに異なる意味合いで「現実的」と呼ばれているものとの関わりの基盤は、対象化しつつ現実と交わることのうちにではなく、対象化以前に現実と交わることのうちに求められねばならないというこの洞察は、当時の妄想研究にとって著しい進歩を意味していた。フッサールの流れをくむ現象学では、現実との対象化以前の交わりについて「生活世界連関」という言い方をする。これは、個々の対象的確定の背景を成しているものである。科学における客観化の努力さえもすべて、遡れば前理論的な世界連関とつながっている。個々の専門分野において理論構築の基盤となる「モデル表象」も――きわめて形式的な形態のものも含め――やはり、この「生活世界連関」に由来している。

　この「生活世界連関」という概念は、われわれが理解するところでは（Blankenburg 1983）、存在措定を能動的に遂行する志向性（「能動的総合」）という意味での「自らを何かに関係づける」ことと、むしろ受動的・パトス的

な^(注9)（どちらかと言えば状態性という意味において理解すべき）「つねにすでに関係づけられている」こととの間に，何らかの空隙が存在することを示唆している。この両極にはさまれたスペクトラムの内部をただよいながら，われわれにとっての現実性が構築されている——すなわち何かが誰かにとって何かとして構成され，あるいは誰かが誰かにとってまさにその誰かとして構成されているのである。

　世界のうちで出会う現実であれ自己自身という現実であれ，ある人間にとって（たとえばある特定の患者にとって）何らかの現実（レアリテート）が「構成される」ということについて考えること，またそこで「現実」と「非現実」の移行についても考えてみること——こうしたことは，妄想体験や妄想類似体験の特徴を現象学的に研究していくための重要な出発点である。このように問題を設定すると，通常の精神病理学研究とは異なる出発点を選ぶことになる。この立場はK.ヤスパース（1913）のいう「現象学的記述」とも異なる。その違いは，われわれの立場では，「現実」と「非現実」との切断を自明なこととして（そして実質上すでに遂行されたこととして）前提にしてしまうのではなく，何かが誰かにとって「そこに」存在するのはいかにしてかということをつねに重視し，詳しく分析していこうとする点にある。ここでは，その患者にとってその体験が「いかに」あるかということだけでなく，この「いかに」が診察者にとって「いかに」あるかということも問題にされる。その場合，さらに次のことも考慮しないわけにはいかないだろう。すなわち，診察者の方は，患者とは異なり，いつもまわりの人たちと同じ見方をしているという確信をもつことができるという点である。この点を考慮すべきだというのは，「現実連関」への問いが不要なものと見なされ，無視されてよいという意味では決してない。こうしたことを考慮することによってはじめて，あるものがある程度「現実的」であると見なされるための前提を，より詳しく，より先入観なしに，調べることができるようになるという意味で，その点を考慮すべきだと言っているのである。

　これまで述べたことは，ドイツ学術振興会（DFG）の助成を受けてわれわれの大学病院で実施した「統合失調症患者の家族状況と日常世界見当識」という研究プロジェクトの理論的基礎の一部を言い直したものである（Blankenburg, Hildenbrand et al. 1983）。根底にある問いの一つは，統合失調症の人にとって「現実」はどのように構築されるのかということである。そこで明らかになる自己関係および世界関係は，家族から受け継いだ多くのものの上でどのように育ってくるのか。家族が受け入れている自己関係およ

び世界関係——そしてまたそれらに対応する現実理解——は，その家族をとりまく社会文化的環境が受け入れている自己関係および世界関係に対してどのような関係にあるのか。ある特定の家庭環境から構造の異なる何らかの中間施設という環境へと住居をうつした場合，何が起こるのか。たとえば独自な傾向をもつ寮で，その傾向が住人に伝えられていくような環境に引っ越した場合，何が起こるのか（Blankenburg, Hildenbrand, Beyer, Brücher et al. 1986）。こういったことに関して，どういった構造をもつどういった住まいが，どのような特定の家庭状況にいたどのような患者に最も適しているかということを予測できるような，はっきりとした相関関係が存在するのか。われわれは「自然な自明性」の喪失（Blankenburg 1971）を——その極端な形は L. ズュルヴォルト（1973）が「習慣ヒエラルキーの崩壊」と呼ぶものであり，したがって自明性の喪失とは「健全な日常的なことがら」に関わるものであるが——統合失調症性の体験の一つの中核と見なしている。しかし，言うまでもないが，これで統合失調症の病因について何かはっきりとしたことが示されたというわけではない。

ところで「日常世界見当識／日常世界定位」の構築にとってパースペクティヴ性は決定的に重要な役割を果たしている。すなわち，パースペクティヴにおいて顕在化する主体関連性，パースペクティヴの変化や交換を通して可能になる主体関連性の相対的止揚，このいずれもがそこで重要な役割を果たすのである。パースペクティヴというものは，一方において，人間に対してその個人の体験が取り換えできないものであることを保証しており，その意味で個々のパースペクティヴは独自性をもっている。他方において，われわれは，いかなるパースペクティヴをもとうとも，つねにわれわれに共通の一つの世界のうちに生きていかざるをえない。パースペクティヴ性において，この両方のことがらが相互に媒介されているのである。主体（主観）は立場によって拘束され，パースペクティヴ性はその主体（主観）の立場拘束性によって制約を受けている。この意味でのパースペクティヴ性は，環境および現実に対して人間がとりむすぶ関係のモデルと見なされてもよい。この意味でのパースペクティヴ性をモデルとすれば，人間の知覚や現実判断が「主体中心的となりやすい傾向」をもつことも，またその傾向をある程度克服できる可能性があることも，同時に説明ができる。

したがって，妄想的な体験と妄想的でない体験のそれぞれの構築を相互に対比しながら正確に把握しようとするのであれば，パースペクティヴ性のモデル以上に好都合な出発点はないと言ってよいだろう。

「パースペクティヴ性」という言葉は，人間が世界ととりむすぶ関係がつねに立場に拘束されており，相対的なものだということを示している[注10]。この「パースペクティヴ性」の概念を狭くとらえ，純粋に空間的なものとして理解することも可能である[注11]。しかし立場による拘束性以外に，人間の実存や視点の時間による拘束性をあわせて考慮することもまた可能である。特に K.レヴィン（1982）は，フランク（1939）の考えを受けて，時間的パースペクティヴの意義[注12]を指摘した。ウォリス（1956），メルジェスとフリーマン（1977），シュロスベルク（1983）はこの着想を取り入れ，時間的パースペクティヴという考えを精神病性の障害に――統合失調症患者のみならず薬物中毒患者に見られる障害にも――適用した。身体的に基礎づけられる精神症候群では，空間的パースペクティヴと時間的パースペクティヴがまさにわれわれの身体を通して与えられているのだということをとりわけ明確に見て取ることができる。パースペクティヴ性は，人間が身体的に実存するという事実によって，その特徴を規定されている。パースペクティヴ性とは，人間の実存の「今ここで」というありようが直接表現されたものなのである。遠近法におけるあらゆる消尽線は，逆にたどっていけば結局自らの身体の場所規定性および時間規定性へとたどりつく。あらゆる知覚も，そしてまた――おしすすめて考えれば――あらゆる判断も，このように身体に結びつけられているのであり，パースペクティヴ性とは，まさにこのことの表現なのであり，またその帰結なのでもある。パースペクティヴ性は，空間的・時間的・身体的次元にとどまらず，結局のところすべての所与が主体（主観）に結びつけられているということ（主体関連性）を意味し，さらにまた，逆に人間の実存が世界に結びつけられているということ（世界関連性）――メルロ=ポンティの言う「世界内存在／世界への存在 être-au-monde」――を示してもいる[注13]。

こうしてパースペクティヴ性のうちに人間の自己関係と世界関係が具体的な形をとって現われてくる。すなわち，対象（客体／客観）世界が主体（主観）に結びつけられており，そしてまた主体が対象に結びつけられているというありかたが明らかになってくる。パースペクティヴ性ということを少しでも考えてみれば，「素朴な」客観主義的見方のもたらす幻想は必ず訂正されるはずである。つまり，逃れようのない主体関連性などというものは認めなくてよいと信じている素朴な見方は訂正され，「客観性」とは，あらゆる知覚 Wahrnehmen や現実認識 Wahrhaben の主体関連性を排除することにあるのではなく，逆にその主体関連性を方法的に（自覚的に）取り込むことに

あるのだという見方が生じてくるはずである。「私自身に対する私の関係と私以外の世界に対する私の関係を私が知っているとき，私はそれを真理 Wahrheit と呼ぶ....」(Goethe 9: 518)。ゲーテのこの言葉は，精神病理学者の妄想のいろいろな定義にもまして，妄想患者に欠けているものが何なのかを明らかにしてくれている。実際のところ，妄想は——これが本論考の基本テーゼの一つであるが——対象連関の障害だけではなく，それとならんで自己連関の障害，すなわちそこに現われてくる自己隠蔽性をも特徴としているのである。

　「パースペクティヴ性」という概念はもともと視覚領域のものであった。しかしわれわれの議論では，この概念が他の感覚領域における知覚へも拡張されるのみならず，さらに進んで，人間の高次な経験や判断のすべてへと，つまり「現実認識（何かを真と認めること）」全般へと拡張される。視覚が（ひいては幾何学が），人間の世界連関——言い換えれば，世界におけるその人間の定位（見当識）の総体——のモデルと考えられているのは，遅くともギリシア時代以降の西洋の伝統が視覚優位の傾向をもっていることと深い関係がある。もっぱら視覚のみをモデルとすることによってわれわれの見方が一面的になってしまう恐れもある。このことについてはいずれあらためて検討すべきだと考えている[注14]。しかしここでは意識的に論点をしぼって，このパースペクティヴ性のモデル的性格をできるかぎり利用しながら，以下のようなアナロジーについて考えていくことにしたい。すなわち，何かを見ることについての精神生理学レヴェルのことがら（その障害，とりわけ視覚と運動の相即の障害を含む[注15]）と，何かの実在に気づき，それをとらえ，真と認めることについての認識論・心理学（および精神病理学）レヴェルのことがら（実在についてのある程度現実的な判断に至る場合と，妄想的な判断に至る場合がある）との間に成立するかもしれないアナロジーである。これは決して，生理学的な錯覚（感覚の誤り）と病理学的な幻覚（知覚の誤り）とを短絡的に結びつけるような昔の議論をむしかえそうというのではない。そのような議論は，とっくに時代遅れとなっている。知覚 Wahrnehmen と現実認識 Wahrhaben（何かを真と見なすこと）との類似点は他にもいくつかあるが，その意義について十分明らかになっているとはとても言えない状況にある。こうした問題は，(認識による) 現実連関の創出のあり方と，(知覚) 対象の相対的恒常性の保証のあり方の問題に関わっている。

　人間という組織体は，発達におけるある時点を過ぎると，自分がすべての連関の中心であるということをやめ，その中心を自分の外部へと置き移すよ

うになっていく。つまり，「脱中心化」とも言うべき過程をたどる。人間がこのようなことを為し得るのは，ある種の技能であると言ってもよい。この過程に伴って，それまでの一方的な主体中心化の傾向が，客体中心化(「存在者を存在させておくこと」)によって置き換えられる。ここにはある種の「絡み合い」の構造が存在しているが，これと同様の構造は他のさまざまなレヴェルにも存在する。たとえば，自発性と受容性，能動的世界連関と受動的・パトス的世界連関，投企することと被投的であること，印象を与えることと印象を与えられること——それぞれの間には，すべて絡み合いの構造が認められるのである。われわれの伝統からすれば，ここで運動と知覚の「ゲシュタルトクライス」の理論 (V.v.Weizsäcker 1940) が思い起こされるのは当然である。ゲシュタルトクライスは，運動と知覚ばかりではなく，より高次の構造レヴェルにある行為遂行と認識作業との間の相互の絡み合いについても適用できる概念である。今日の心理学では，こうした問題は「知覚と活動制御」(Prinz 1983) あるいは「認知と運動過程」(Prinz u. Sanders 1984) といった言葉で取り扱われている。主体関連性を超越するためには (すなわち「乗り越え」(Conrad 1958) を行なうためには)，低次から高次におよぶさまざまなレヴェルにおいて——見えている事物を (自己同一性をもつ一つのものとして) 知覚する水準から，与えられている事態を主観的に歪曲することなく現実的に把握することが可能となる水準までの，さまざまなレヴェルにおいて——相手に対する自発的能動的な関わり方と受動的パトス的な関わり方 (つまり二つの正反対の関わり方) が相互に相対化しあうことがどうしても必要である。このような双方向性の作用が損なわれていることが，妄想体験が起こるための不可欠な条件の一つであると考えてもよいだろう。

　パースペクティヴの可動性とパースペクティヴの交換可能性を失うことが妄想体験の根底的障害であるという見方を，非常に印象深い形で——したがって著しく単純化した形でということにもなるが——指摘したのは K.コンラート (1958) であった。妄想患者は，健康な成人の自己関係と世界関係の特徴である「コペルニクス的転回」を遂行する能力がない，という言い方を彼はしている。人類がコペルニクス以降，宇宙の中心を地球だとする天動説を放棄したように，健康な成人なら誰でも，主体中心化の傾向から脱け出す能力，つまり，世界を自らの目で見るだけでなく，絶えず——多少なりとも——他人の眼でも見るという能力をもっている。妄想についてのこのような構想は，しかしコンラートではまだ思いつきの域を出るものではなかった。当時の精神病理学は，発達心理学を詳しく参照するということを——それ以

前にもシュトルヒ（1922, 1959, 1965）や精神分析への志向性をもった研究者の仕事，さらには一部の実験心理学者の研究があったにもかかわらず——していなかった。特に，発達心理学がすでに取り組んでいた社会生物学的側面や社会心理学的側面を出発点として，そこから実証的研究をはじめることを可能にするような方法論を，当時の精神病理学はもっていなかったのである。

　われわれの分野とは異なる領域でのことだが，ピアジェ学派の「発生的認識論」では，子供の発達における「脱中心化」の過程がすでに1950年以前に体系的に研究されていた。この過程は，ここでのわれわれの議論にも大いに関係がある。発生的認識論とならんで一部の社会心理学（G.H.ミード）や社会現象学（A.シュッツ）の領域においても，「パースペクティヴ性」，「パースペクティヴ引き受け」，「パースペクティヴ交換」，「パースペクティヴの相互性／互換性」などの問題，さらにこれと関連して，社会的関係の発達と現実に対する関係の発達との結びつきという問題が，研究の中心テーマとなった（総説として，Graumann 1960, 1979, Geulen 1982, Edelstein u. Keller 1982, de Folter 1983, Zeil-Fahlbusch1983, Edelstein u. Habermas 1984など）。当然ながら，こうした問題と精神病理学との関連（Ciompi 1982, Oerter 1984, Silbereisen 1984などを参照）については，まだ多くの不明な点が残されている。このような意味でも，この領域での研究をさらに進めていく理由は十分あると言える。具体的には，われわれに共通な「現実」が構成されること，同時にまた実在性に対する感覚が発達すること，さらにまたその感覚が障害される可能性があることについて，今後なお探究が行なわれる必要がある。

　決定的に重要な問題は次のようなものである。健康な人は，いかにして，また何によって，主体中心化の傾向を超越（克服）し，他の人たちと共有されるような適切な現実把握へと——存在者を存在させておくことへと——至ることができるのだろうか。世界をわれわれに提示するパースペクティヴは非常に多様であるにもかかわらず，われわれに共通な世界はたった「一つ」しかない。そのような中で，主体中心化傾向の「超越」ということはいかにして為されるのか。健康な人たちが互いに関わりあって生きているうちにも，話しや行為が互いにかみ合わず，ずれてしまうということがある。この「かみ合わない」ということが，グラウマン（1960, 1979）にとっては，「パースペクティヴ性の現象学と心理学」に関する基本的な思考の出発点を与えるものであった。ところで，妄想とは，この「かみ合わなさ」が単に量的に亢進したものにすぎないのか。それとも，妄想の根底には，何か質的に異なる

ものがあるのか。あるとすれば，どのような意味で異質なのか。過去の時代における現実把握での主体中心の傾向（プトレマイオス的世界観に象徴されている）と，幼児に見られる主体中心傾向，そして妄想患者の主体中心傾向（これは E.ブロイラー（1911）以来「自閉」(注16)と呼ばれている）は，本当に互いに同列に置いてもよいものなのか。ここに挙げた問題は，本書でもさまざまな形で繰り返し議論されることになるはずである。

　われわれは妄想を，それが妄想であるという理由だけで，ただちに病的なものであると見なしてしまうことが多いのだが，そうした場合われわれは，何らかの「正常な」現実連関(注17)というものをそれ自体自明なこととして暗黙のうちに想定していることになる。こうして「正常な」現実連関なるものが，ドグマと化し，基準として使われるようになる。しかし，そのようなことを行なうのではなく，まず最初に，何かが何かとして――妄想のない人と妄想をもつ人のそれぞれに対して――構成されるということが可能となる条件（「可能性の条件」）を問い，そして次の段階ではじめて「現実(性)の条件」を問うのであれば，そのようなドグマは生じないはずである。正常な現実連関というものがすでに構築されているということを，自明なこととして想定したり，それを基準として，そこからはずれるものをすべて異常と決めつけたりしないという点で，現象学的人間学の研究は臨床精神病理学の研究とは一線を画している。生理学の進歩が病理学の進歩を牽引してきたように，妄想のない正常な現実連関の構築についてのより精確な――そしてとりわけ，先入観のない――知識は，同時に現実連関の病的変化の内的構造についての知識をも広げてくれるはずである。

　したがって次のようなことが問われることになる。健康な人ではどのようにして「乗り越え」がうまくいっているのか。健康な人が，自分の見るものを，自分のパースペクティヴからだけでなく，いつも同時に他人の目でも見ているということができるのはどのようにしてなのか。健康な人が自分自身のパースペクティヴを他人のパースペクティヴと対比し，相対化できるのはどのようにしてなのか。仮にその人が変り者であって，他人の見方に従わず，偏った独自な見解を繰り広げるような場合でさえも，そうした相対化はできているのである。このことはどう考えたらよいのか。健康な人は，絶えずそれぞれ独自な表象を形成し，それぞれ独自な投企に専心しているが，そうしたときでもそれらを相対化することができ，それらの「繭の中に閉じこもる」のではなく，少なくとも原理的には一貫して現実との接触を維持するということを行なっている。このようなことを行なえるのはどのようにして

なのか。
　このように問いを設定すると，それを投影 Projektion という概念[注18]に照らして考えてみたくなるのは当然であろう。もしそうするのであれば，今度は次のようなことが問われることになる。プロイェクト（企て）とプロイェクツィオン（投影）とはどこが異なるのか。世界を開示する投企としてのプロジェクトと，世界を閉ざす妄想的投影としてのプロジェクションとはどこが異なるのか。ドイツ語でも英語でも近似したこの二つの言葉は，きわめて明確に次のことを示しているのではないか。すなわち，人間の世界関係にとって根本をなす何らかのものが，人間の現実連関の何らかの（やはり人間に深く根ざした）逸脱の可能性と，分かちがたく密接に結びついているということを示しているのではないか。
　精神科医なら誰でも——たとえ哲学的な関心がさほどない者でも，あるいは自分ではそのことを意識していない者でも，あるいはまったく別の表現の仕方をする者もいるかもしれないが——実質的に以下のようなことを問わずにすますことはできない。人間の投企の可能性はどこまで及ぶのか。われわれに世界を開示するものである投企は，どれほどのことを為しうるのか。投企しうるということ，すなわち表象を形成することや科学において仮説を展開することは，どのような点で，どの程度まで生産的となるのか。表象のもつ，何かを解き明かす力は，どれほどの範囲にまで及ぶのか。表象，予期，推測，仮説といったものが硬化を起こし，現実連関を変形したり歪曲したりして，現実を開示するよりもむしろ閉鎖する障壁となってしまうのは，どの点からなのか。表象には必ず含まれているような，世界を開示する力（解き明かす力）は，いつ，どこで，何によって，世界を閉じてしまう力に反転し，ついには現実からかけ離れた自分だけの世界をつくるような妄想が生じてくるのか。
　こうした問いに答えを出すのが困難であることは，フロイトも気づいていた。フロイトは，知覚と幻覚との関係をより精密に規定しようとして，この問題に気づいたのである（全集VIII：302ページ）。彼はその著作の中で，何度かこの問題に触れているのだが，しかしその結論を出すことはわざと避けている。たとえば有名な「自伝的に記述されたパラノイアの症例について」の研究において，彼は次のように書いている。「われわれは通常，一定の感官感覚の原因を，それ以外の感官感覚の原因のようにわれわれ自身の内部に求めるのではなく，外界に置き移しているのであるが，そうであるとすれば，こうした正常なプロセスもまた投影という名で呼ばれて当然だというこ

とになる。投影という現象を理解することは，より一般的な心理学的な問題なのである。このことに留意して，投影についての検討，したがってまた一般にパラノイア性の症状形成の機制の検討は，稿を改めて行なうことにする……」(全集VIII：303ページ)。

　当時フロイトの眼に触れた認識論は感覚心理学に強く影響されたものであって，彼はそのような認識論ではこの問題を十分に克服することはできないと考えていたようである(注19)。ディルタイの「外界の実在をわれわれが信じることの根源に関する問題の解決への寄与」(1890)(注20)をフロイトは知らなかったのであろう。ディルタイの後，フロイトと同郷のフッサールが現象学を発展させたが，これについてもフロイトは何ら言及していない。しかしそれでもフロイトはこの問題について，すなわち，幻覚と（現実を開示するような）知覚のそれぞれの発生に際しての「投影」の役割について，特別に論文を書くつもりでいた（Ali 1970）。しかし，フロイトは認識論に関わる問題には終始慎重な態度をくずさず，結局この計画が実現することはなかった。

　以前からある数多くの認識論のテーゼのうち，妄想という特別な問題へ迫ることを困難にしていたのは，「世界」とは人間がそれについてもつ「表象」でありそれ以上の何ものでもない，というテーゼ(注21)である。仮にこのテーゼが正しいとすれば，妄想の判定基準として考慮できるのは，間主観的な一致あるいは相互の合意の可能性を欠いているということだけになる。これはたしかに一つの重要な基準ではあるけれども，これだけではとても十分とは言えない。われわれの見方からしても，間主観性との結びつきということは，たしかに，妄想的でない自己関係および世界関係の際立った特徴である。しかしそれは「実在／現実（レアリテート）」と呼ばれているものへの唯一の通路というわけではない。つまり，現実についてわれわれが行なう表象こそがわれわれに「現実(性)」を媒介する唯一のものである，という主張は正しくないのである。現実性の媒介を考える際に間主観性とともに重要なのは，個々の表象が現実によって「追い越され」たり否定されたり消し去られたりすることがあるだけでなく，表象しうるということそのものにも（たとえば眠けや耐えがたい痛みや意識消失や死ということを通じて）同じことが起こりうるという経験的事実である。認識論には真の進歩というものがないかのように言われることがある。しかし進歩は確実にある。世界は世界についてのわれわれの表象「以外の何ものでもない」というテーゼが論駁されたことは，そうした進歩に数えられる。そのテーゼを主張していた人たちは，人間が世界についての表象を行なうということだけがあるのではなく，表象

が人間から消し去られるということもある，という点を見逃していた。「実在／現実」とは，われわれの表象を内容によって満たしていくだけのものではなく，それと同時にわれわれの表象を消し去っていくものでもある。このことは二重の意味をもつ。第一に内容的に，新しい表象は以前からある表象を否定し，あるいは少なくとも修正するということ。第二に形式的に，表象することそのものが有限性，偶然性，暫定性の中で経験されるということである。したがって，われわれの現実連関は，われわれが現実について行なう個々の表象によって規定されているというよりも，むしろ表象の消去とか，表象の脆弱性，表象が破壊されたり，取り換えられる可能性といったことをも，すべての経験に含まれる一つの要素として——それどころかすべての経験の本質をなす核心として——あわせて「実現する／実感する」[注22] 能力によって規定されているのである。

　現象学の研究のおかげで今日われわれは，健康な人にとって現実がどのように構築されているのか，健全な現実連関と妄想的な現実連関はどこで区別されるのかについて，ある程度のことを述べることができる。その際，人間のもつ「乗り越え」の能力を，自明なものとして，前提にすべきではない。それを前提と考えてしまうのは，ハイデガーに見られるようなある種の存在論の議論——「つねにすでに〜のもとにある」，「〜のうちにある」，「〜とともにある」といった用語を用いる議論——を，誤って存在的な（言い換えれば，経験的に理解すべき）言明として理解してしまうからである。精神医学にとって重要なのは，この乗り越えの能力を妄想研究の中心問題と見なすことである（ここで乗り越えと言っているのは，「内界」から「外界」への乗り越えでのことではない。「前志向的に体験すること」から，「実在する存在者を措定すること，つまり存在者を存在させておくこと」へと乗り越えることである）。言い換えれば，そうした能力が理論的検討に値するものであるということ，そしてまたその能力が（健康な人についてはほとんど観察できないにしても）実際に障害される可能性があるということに，目を向けることである。こうすることによって，妄想的でない現実連関と妄想的な現実連関のそれぞれが可能となる条件を，はっきり見て取ることができるようになるはずである。

　「現実」の構成にとって重要なこととして，知覚されたことがらを批判的に受け取るということ以外に，さらに次のことが挙げられる。

　　1．出会う相手との能動的・行為的な交わり。妄想を理解するには，受容面

の分析だけでは十分でない。受容という側面の分析に加えて，人間が行為しながら世界の中でどのように存在しているか，世界の中でどのように動いているか，出会う相手とどのように交わっているか，といったあり方を分析することが必要なのである。行為的交わりのうちには，「物の周りを巡ってみる」ことのほかに，「～へと入って行く」ということが含まれる。これは，「自分を～の中へ移し入れる」ことである。ここで「自分を中へ移し入れる」ということは，「自分の外に出る」ということの延長上にあると考えてよい。ある人が，どういったしかたでどの程度まで他者の視点でものを見ることができるのか，またどの程度まで出会う相手や相手の視点（すなわち相手の世界関係）を自分の世界関係および自己関係に取り入れることができるのか，ということは，結局のところ，その人自身がどれだけ自由に動けるのかということにかかっている。この可動性の一つの形式が「自分を～の中に移し入れる」ことであり，先に述べたようにこれは「自分の外に出る」ことの延長上にあり，しかもこれは同時に「自分に対して距離をとる」という意味でもある。

　こうした自分の可動性，つまり「自分に対して距離をとる」能力あるいは「自分の外に出る」能力の延長上において，さらに次の点も考慮される。

　2．間主観性への結びつきのあり方と強度。これについては，次のことを指摘しておきたい。「間主観性」という概念は，現象学の研究において，さらには現象学的人間学的方向をもつ精神医学において，格別に強調されてきた。間主観性の概念は「出会い」と同じことを指しているのではない。具体的な人と人との出会いは，すでに間主観性を前提とするものである。われわれが他人と出会うとき，われわれはわれわれ自身の目だけで他人を見るのではない。われわれは，必ず同時にまた他者の目でも，その人を——人でなく物でも同じであるが——見ているはずである。この点に重大かつ微妙な差異がある。

もちろん，間主観性と，実際に起こる出会いとの間には，きわめて深い関連がある。生涯を通じてつねにこの両者は相互に関連しあっている。間主観性への結びつきが強ければ強いほど，個々の出会いは容易になる。逆に，各々の出会いは間主観性への結びつきを安定させる。間主観性への結びつきというものが，すでに無名化した古びた過去の「出会い」（たとえば幼いころの母親の関わり）によってどれだけ影響を受け，また社会化とは無関係な生物学的素因によってどれだけ影響を受けているのか，という疑問には，ここですぐに答えを出す必要はない。これは経験的に解明すべき問題である。これは自閉症と統合失調症の理解に大いに関わってくる問題だが，われわれが

将来それらの影響因子を十分に区別できるようになれば，その答えは，おそらくそれぞれの症例によって異なるものとなるだろう。
　したがってここでは「間主観性への結びつき」というものを，哲学的に議論されるようなアプリオリな範疇として理解すべきではないし，またハイデガーの「共存在（～とともにある）」のような「実存疇」として理解すべきでもない。それは実際に確認できるようなものであり，その強度を問題にすることもでき，その心理生物学的・心理社会的条件についても研究が可能であると，考えておくべきである。そのように考えるのであれば，次のようなことを問うのはまったく当然のことである。際立って強い「間主観性への結びつき」が基底に認められる場合には，対人的な出会いがどの程度まで容易になるのか。極端な場合には，（W.v. バイヤーが1955年に述べたような意味での）「出会い」は，その本来の重みと強度を失ってしまうに至るのではないか。逆に，間主観性との結びつきが不十分な場合には，出会いはどの程度まで困難になるのか。自閉症の重症例のように，出会いがまったく不可能になってしまうということもあるのではないか。間主観性との結びつきが不十分であるにもかかわらずそれでも出会いを成立させることに成功した場合，その出会いは「出来事」としての性格を帯びる。つまり，その出会いは，それ以外の状況ではほとんど体験できないような特別なものとして体験されることになる。このような意味で，「間主観性への結びつき」と「出会い」との関係は，弁証法的な関係と見なすことができる。
　要約すると以下のようになる。各々の出会いは間主観性を前提としているが，同時に出会いそのものが間主観性を成立させる力をもっていて，この力は出会いの経験とともに蓄積されていく。間主観性への結びつきと具体的な出会いとの間には，つねにダイナミックな関係が存在している。間主観性への結びつきが強すぎると，出会いの氾濫ないし過剰とも言うべき状態となり，間主観性への結びつきが弱すぎると，出会いはひどく困難になる。弁証法的とも言えるこの両者の相互関係が，将来，具体的な個別例において量的に計測できるようになる可能性も十分ある。もしそうなれば，自閉症患者や妄想患者でその量的な偏りを詳しく調べることが重要な課題となるだろう（Blankenburg 1987a,b,1988）。こうした方法を用いることによって，統合失調症患者の精神療法の過程で為されてきた印象的な経験（たとえば本書のベネデッティの論文を参照）を，より細やかなニュアンスまでとらえ，そうした精神療法の分野での来たるべき構想に役立たせることができるかもしれない。

「間主観性への結びつき」と「具体的な出会い」との関係は，「親密さ（～となじんでいること）」と「信頼する能力ないし信頼を寄せる能力」との関係に似ている。後の二つ（Vertraut-Sein と Vertrauen-Können）を区別することは，多くの妄想性精神病やパラノイア性発展の理解にとって少なからぬ意義がある（v.Baeyer 1955, Benedetti 1976 のほか, Binswanger 1957,1965, Doerr 1984, Kisker 1960, Knoll 1988, Matussek 1969, Schneemann 1989, Storch 1959, 1965, Valenciano-Gaya 1961, Wulff 1988,1989, Zutt u. Kulenkampff 1958 など）。この区別は，統合失調症性の「疎外（アリエナツィオン）」（Blankenburg 1971）ということに関連してとりあげられただけでなく，これとは別に社会学者からも関心をもたれている（Luhmann 1973）。しかし，（社会学で為されるように）「信頼する」ということの機能をただ「複雑性の軽減」のみにあると考えるなら，ここでテーマとして議論していることと話がずれてしまわないとも限らない。次章の論文でW.v.バイヤーは，「信頼する」ということは，人間学的方向をもつ妄想研究にとって中心的な現象であるけれども，今日通用している社会学のモデルによっては適切にとらえられるものではないと述べており，これには十分な理由がある。しかし他方クノル（1988）は，こうした問題を緻密に分析し，社会学的モデルに対して最初から否定的な判断をしてしまうことは控えるべきだと警告している。

　結局のところ，「（自発性の現われとしての）自己運動」と「間主観性」という二つの現象は互いにどのような関係にあるのだろうか。そしてそれらは，本書の主題である「パースペクティヴ性」とどのような関係にあるのだろうか。現象学的に見ると，他の人がもつ「他であるという性格」は，他の物がもつ「他であるという性格」よりも一段と強い。他者は他の物と比べてさらに疎遠であり，他者は他の物とは違ったしかたにおいて他者であり，他者はわれわれにとって他の物と比べてさらに強い出会いの力をもつ。自分を他者の中へと移し入れることは，（自己超越という意味での）自己運動の強まった形として考えられる。このことを——すでに述べたことを再確認しながら——もう一度細部にまでわたって検討しておくことにする。

　仮に私が何かある物体の周りを巡ってみるとすると，私は，その物体を見るパースペクティヴの数を増やしていることになる。新しいパースペクティヴは，すでにあったパースペクティヴのすべてを補うばかりでなく，相対化もする。いくつものパースペクティヴを同時に作動させておく（遊ばせておく——本書「結語」参照）ことによってはじめて，見たものの空間的構造の知覚が可能となる。このことは，与えられたもの（所与）を実在のものとし

てとらえるための不可欠な一段階である。フッサールは「射影」という用語を用いている。われわれが何かを見て，それが単なる「像」や「見かけ」ではないと確認したいというとき，われわれは，見ているものの背面を後ろから眺めてみようという気になるだろう。われわれはたしかに，実際には，見る物すべての周りを回ったりはしない。しかし，フッサールの言うところにしたがえば，われわれはいつでも，見る物の背面を付帯現前化（アプレゼンティーレン）しているのである。われわれが見る物は，こうしてはじめて，われわれにとって，完全なものとなり，実在的なものとなる。パースペクティヴの移動が妨げられている場合（たとえば視軸を対象の方向に固定する実験[注23]などの場合），対象の知覚はほとんど成立しなくなる。つまり，一つ一つのパースペクティヴは，単独では，錯覚を起こすということすらなく，何かを媒介するということがまったくできないのである。複数のパースペクティヴ間のコントラスト[注24]があってこそ，われわれは何かを何かとしてとらえられるようになる。ある物がたった一つのパースペクティヴにおいてわれわれに完全に与えられるということは，決してない。一つの物は，複数のパースペクティヴが交代する中で次第にわれわれに明らかになってくる。われわれは多数のパースペクティヴを次々と通過しながら一つの事柄やひとりの人物に近づいていく。新しいパースペクティヴは，以前からあったパースペクティヴのすべてを補うばかりでなく，相対化もする。新しいパースペクティヴが，それ以前のパースペクティヴに基づいて為された理解のしかたを覆すこともしばしばある。この意味で，実在（現実）は，われわれに与えられている gegeben のではなく，われわれに課されている（われわれに向けて次々と与えられている） aufgegeben のであると言わなければならない。現実は，われわれのうちに次第に生じてくるのであり，われわれに少しずつ与えられ，課され，負わされていくのである。現実は，空間的パースペクティヴにおいてだけでなく，時間的パースペクティヴにおいても——すなわち未来のパースペクティヴにおいても——われわれに与えられ，与えられ続けている。このように考えるならば，メルロ=ポンティ（1945）の人間把握である「世界内存在／世界への存在 être au monde」の中の au という言葉に，空間的な意味だけでなく時間的な意味をもたせることも可能である。「現実（実在）そのもの」は，結局のところ，われわれにとってつねに将来的なものにとどまる。それでもなおわれわれが現実を今ここで「所有している」と信じているとするならば，それは，何らかのアンティツィパツィオンすなわち予期に基づいて為されていることになる。V.v.ヴァイツゼッカーは「先取

り的な（プロレプティシュな）構造」という言葉を使っているが，こうした構造はあらゆる知覚に認められるばかりでなく，われわれに現実認識を可能にしているあらゆる行為——よく使われる言い方をするなら，われわれに何かを何かとして「実感／実現（レアリジーレン）」させてくれるあらゆる行為——にも認められる。これらすべてのことは，現実がいつも通りのしかたで今後も構成されていくだろうという信頼に基づいている。フッサールの文章を引用するなら，「経験が同様の構成様式の中でつねに持続していくだろうという，つねに予め描かれている推定（プレズムプツィオン）においてのみ，実在（現実）の世界はある」(1929, S.222)。

　パースペクティヴは，絶えず交代することによって，われわれが世界から獲得する像を豊かなものにし，「より現実的」なものにもしてくれる。こうしたはたらきをもつのは，われわれが自分自身の身体運動（立場や視線の方向などの変化）によってすぐさま手に入れることができるようなパースペクティヴだけではない。われわれは，われわれ自身を他人の中に移し入れることによっても，パースペクティヴを新たにつくりだすことができるし，過去においてもすでにそうしたしかたでパースペクティヴをつくりだしてきたのである。この種のパースペクティヴもまた，世界像を豊かにし，より現実的なものにするというはたらきをもっている。自分を何かの中に移し入れるということを行なうためには，身体運動とは別種の可動性が要求される。それは，感覚パースペクティヴの多様化に寄与する身体的可動性よりも高い水準にあると言ってよい。物の周りを巡ってみたり，視線を漂わせたりしながら，世界の中で単に周りを眺めまわすこととは異なり，他人との相互作用やコミュニケーションは，世界が「われわれのためにある」という立場から，世界が「他者のためにある」ことを想像してみるという立場へと至る超越である。この超越は，つねに限定的にしか可能ではないにしても，「現実」への——すなわち，世界の中で出会う相手が即自かつ対自存在であるという意味での「現実」への——方向づけの決定的段階であると考えられる。したがってそれは志向的可動性一般の決定的な拡張を意味する。

　形式論理的に次のような主張が為されることがある。われわれの出会うものが他人にとってどう知覚されるか，あるいはどう経験されるかという意味で「他者にとっての存在」とされているものも，結局のところはやはり「われわれにとって」そのようなものとされているものにすぎないのであるから，われわれは自分自身の主観性の循環から決して脱出できないのである，という主張である。しかし，われわれは外部の対象についての経験をするば

かりではなく，つねにまた——付随的にではあるが——自分自身が経験しているということをも同時に経験しているということが，そのような主張が為されるときには忘れられている。われわれは，たとえば意識を喪失しようとしている瞬間に，自分の体験していることが消え去っていくという（経験喪失の）経験をすることがある（前述）。つまり，われわれは「われわれ自身でしかない」わけでは決してなく，経験の侵害や喪失の経験においては，われわれは「われわれ自身とは別のもの」としても生きているのであり，そのようなしかたでその「別のもの」を同時に体験しているのである。自分自身の「他化 Veranderung」(Theunissen 1965) においてわれわれは他者を経験する。そしてその他者の中にわれわれは，あらゆる他性一般の深淵を経験する。しかしまた，その他者の中にわれわれは，親密さの極みをも体験することがある。仮に，経験の内部でのこの分裂した二面性が存在しないとしたら，人間は本当に自分の主観性を——あるものをパースペクティヴを用いて知覚する際の主観性でさえも——超越することができないということになってしまう。こうしたことについてこれ以上議論するのは，本論の課題ではない。しかしここまでの議論で示されたように，心理学や精神病理学といえども——妄想のない人と妄想のある人にとっての「現実」の構成という問題に取り組むのであれば——認識論上の根本問題に立ち向かうことを最初から放棄してしまう必要はないのである。

　知覚（特に視覚）における現実連関と，判断の形で現実を想定すること——妄想において見られるように最高度の明証性を伴って為されることもある——における現実連関との関係を考える場合，言い換えれば，感官知覚という意味での知覚 Wahrnehmen と，現実認識 Wahrhaben という意味での「知覚(真と受け取ること) Wahr-nehmen」との関係を考える場合，「相即（コヘレンツ）」という概念が橋渡しとなってくれるかもしれない。

　　相即とは，V.v.ヴァイツゼッカー (1940) によれば，「ある主体が周囲の世界とともに，ある統一のうちに形成する一時的な（解消可能な）統一性」のことである。それは，ある主体が何らかのもの（あるいは何らかの人）を認識する際に周囲の世界とともに到達する統一性である，と言い換えてもよいだろう。見ることができるということ（またこれに伴って，自ら動いたり，物の周りを巡ってみたり，観察したりするということ）と，自分が見られる立場にあるということの両者から最終的に結果することがらを，ヴァイツゼッカーは「平衡のうちにある秩序」と呼んだ。この秩序は，中断を拒むような特性，つまり

それ自身を維持する特性をもっているとされる。これに関連して，今日のサイバネティクスでは「制御値」というものが問題にされている。それは，網膜印象と自己運動（位置の変更，視線の変更，パースペクティヴの変更）のそれぞれの作用が互いに同調するようにコントロールする理論上のパラメーターである。そうしたことが生物ではどのように行なわれているのかという問題は，知覚生理学の分野で，かなりのところまで研究が進んでいる。具体的には，網膜の印象が，まだ視覚的に現前化されない段階で，すでに見るという運動をフィードバックによって制御しているのは，どのようなメカニズムによるのかということが問題になっている。こうした知覚と運動の研究から，認識の過程についても多くの類推が可能になることは当然である。知覚が認識の（したがって現実判断遂行の）モデルになるのだとすれば，われわれが妄想と呼んでいる逸脱した現実認識のモデルも，同じようにそこから手に入れることができるはずである。

　要するに相即とは，出会う相手や周囲の状況を同一なものとしてとどめておくような形でそれらとの連関が維持されている状態のことを意味している。やや誇張した言い方をするなら，相即とは，出会う相手の「（つねに同一のものであるという）信頼性（レリアビリテート）」をきわめて要素的なレヴェルにおいて保証するものである，ということになる。われわれが「連関」と言う場合，それが，前志向的に「関係づけられている」ことであるのか，あるいは，能動的志向的に「自らを関係づける」ことであるのか，という問題はまだ未解決のままである。この問題に，あれかこれかという二者択一の形で答えることは今後もできないであろう。多分，二つの極の間に連続的移行系列を考えるのが正しい。いずれにしても，この連関が，完全に能動的志向的に成立したものと見なすことはできない。しかしまた，普通の覚醒状態にある人間において，周囲の世界との連関が，自発的志向的なものとしての特徴をまったく何もうかがわせないということも，まずありえない。このように，人間の世界連関は，投企的あり方と被投的あり方との間に，あるいは構成的あり方と被構成的あり方との間に，あるいはまた受動的・パトス的な（つまりどちらかというと状態的な）あり方と能動的・構想的な（ものごとを対象化し，道具的に支配できるようにしていく傾向をもった）あり方との間に，成立するものである。人間に固有なこうした世界連関の微妙な特徴を，言語で適切に表現することはきわめてむずかしい。

私の見るところでは，このような事情を最もよく映し出しているのは，前にも述べたメルロ=ポンティ（1945）の「世界内存在／世界への存在」という概念である。ただし，われわれの議論においては，「世界内存在／世界への存在」の「世界（モンド）」を「現実（レアリテ）」に置き換えて考えなければならない。人間は夢の中でも，何らかの世界に関係している（v. Uslar 1969）からである。われわれは，夢の中にいるとき，「自由に漂う」志向性に従っている。すなわち，きわめてさまざまな欲動の力や動機によってコントロールされた構想力の投企に従っている。しかし，健康な大人が覚醒した状態にあるときには，構想力の志向的な投企はつねに抵抗に突き当たる。そのような抵抗は，夢の中ではほとんど，あるいはまったく，存在しないものである。こうした抵抗には，「（場合によっては苦痛を伴って）知覚されうる現実」との衝突によって生じるものもあり，あるいは，（夢の中でもたいていは形を変えて存在するような）自分の欲動興奮に対する道徳的「不快感」(いわゆる「検閲」)から生じるものもある。しかしそれだけではなく，他人のパースペクティヴというものも抵抗の一つとなる。われわれは——自発的に行なうにせよ，強いられて行なうにせよ——必然的に他人のパースペクティヴの中へ自分を「移し入れる」。われわれはそうした他人のパースペクティヴ（あるいは他人のものの見方）にもしばしば「突き当たる」のであり，少なくとも他人のパースペクティヴは，われわれが現実をまったく主体的に投企（構想）したり構成したりしようとする際には，それに対して何らかの抵抗を行なうものなのである。

　先に述べた「信頼性（レリアビリテート）」（相即によって保証される知覚の同一性）を，対人的な一致という意味での「客観性」と同一視することは，当然ながらできない。われわれの考察の水準では，対人的な一致というものを，パースペクティヴの一致がどの程度まで達成されているのかという問題としてとらえなければならない。パースペクティヴの一致が最も明瞭な形で達成されるのは，パースペクティヴの交換によってであり，言い換えれば，他者のパースペクティヴの中に自分を移し入れることが可能であるということによってである。しかしここでも，他者のパースペクティヴとの一致がまさに今ここで達成されたり，あるいはこれから達成されようとしているということと，他者のパースペクティヴに——先ほどから述べているように——「つねにすでに関係づけられている（結びついている）」ということとは，分けて考えておく必要がある。
　他者の中に完全に自分を移し入れることができるのだとしたら，そこでは

パースペクティヴの「相互性／互換性（レツィプロツィテート）」が成立していることになる。フッサールやシュッツによる現象学の文献とG.H.ミードによる社会学の著作において，この問題は重要なテーマとなった。これに関連したさまざまな構想の発展についての総説も多い（Graumann 1979, de Folter 1983, Joas 1985, Geulen 1982, Edelstein u. Keller 1982, Edelstein u. Habermas 1984）。このうちエーデルシュタインとハーバーマスの編集した論文集では，ジャン・ピアジェの影響が支配的である。

こうした見方からすると，妄想においてはそれぞれ独自な妄想的パースペクティヴへの固着が起こっているのであるから，妄想とは結局，パースペクティヴ性の病的亢進以外の何ものでもないと推測されることになるだろう。言い換えれば，妄想とは，一種のアスペクトの歪み，あるいは「アスペクト硬化」[注25]であり，さらに簡単に言えば，パースペクティヴ交換の能力欠如だということになる。逆に言うと，われわれが，妄想に陥ることなく現実を把握できるのは，パースペクティヴ交換の能力のおかげであり，そうした現実把握は，できる限り多くのパースペクティヴを積み増していくことによってできあがるのだということになる。そう考えるのであれば，パースペクティヴの相互性／互換性は，妄想を判定するための基準のようなものだと言ってもよいことになる。これをさらにおし進めていけば，他者のパースペクティヴを引き受ける能力が存在するだけですでに，妄想的でない現実連関を保証するのに十分であるかのような印象さえ生じてくることになる。

しかし，パースペクティヴの引き受け，あるいはパースペクティヴの完全な相互性／互換性などというものは，理念型として想定されているにすぎないということを見逃してはならない。誰であれ，完全に他者の目でものを見るということはできないし，他人の中に自分を完全に移し入れることもできない。他人の中に自分をある程度まで移し入れるという相対的な能力と同様に，他人の中に自分を完全に移し入れるということを阻んでいる抵抗もまた，「あくまで他者である」他人に対する連関を築くうえで不可欠なものである。パースペクティヴをある程度まで引き受けることができるという相対的能力を欠くことが異常であるのと同様に，パースペクティヴを完全に交換できるという状態もやはり異常である。他者の立場に自分を置き移す能力が極度に高まって，他者の目でものを見ているのとほとんど同じような状態が実際に起こるとしたら，人は自分自身を見失ってしまうことになるかもしれない。このような場合，人間の脱中心的／離心的（エクスツェントリッシュな）位置性と言われている特性（Plessner 1965）が，あまりに具象的な形

で，あるいは戯画化された形で，表面化することになるだろう。そして自我の統一性（単一性）の意識（カントによれば，この意識は「すべての私の表象に伴うことができるのでなければならない」）が危うくなってしまうことになるだろう。統合失調症の症状として知られている「考想伝播」の体験では，患者にとって他者は，実際に完全なパースペクティヴ交換の能力をもっている者のようにうつる。つまり，他者はすべてを見通していて，患者の内面のことも外界のことも患者自身と同じようにすべて知ることができるのだと，患者には思えるのである。統合失調症の患者は，実際，重要なことを誰にも言わずに黙っていることがしばしばあるが，それは患者が，自分の中で起こっていることを他人もすべて知っているはずだと（妄想的に）思い込んでいるからである。稀ではあるが，これとは逆の現象もあって，それは，自分が他人の心の中で起こっていることをすべて見抜くことができるという妄想の形をとる。これらの現象は，パースペクティヴの完全な互換性という事態が病気という形で表面化したものであるが，このことを見ても，人間の心理の健康な（自閉的ではないという意味で健康な）内密性を保持するためには，どうしてもある程度の非互換性が必要であるということがわかるだろう。したがって，妄想的でない現実関係の根拠を一方的にパースペクティヴ引き受けの能力にだけ求めようとすることには問題があるし，さらに進んで，現実の正しい認識はできる限り多くのパースペクティヴを積み増していくことによってできあがるのだと考えることには，大きな疑問が残る。

　このように問題のある考えに対抗して，私は次のようなテーゼを提示したい。現実が人間に開示されるのは，パースペクティヴ引き受けの能力によってだけではないし，さまざまなパースペクティヴを単に積み増していくことによってだけでもない。たしかに人間は，視点の変更，すなわち自己可動性（たとえば眼や頭や居場所を動かすこと）を通じてさまざまなパースペクティヴを獲得する以外に，他の人たち（近くの人でも遠くの人でも）のパースペクティヴを取り入れようとし，また実際それらを引き受けることを通じて，さまざまなパースペクティヴを獲得できる。しかし，それぞれのパースペクティヴが互いに補い合うことばかりではなく，相互に矛盾すること，つまりそれらの間に弁証法的な対立があるということもやはり重要なことである。そうしたパースペクティヴ間の対立は，パースペクティヴ間の一致（これも，幸いなことに，ひどく稀なことというわけではないが）に劣らず，現実連関の構成に役立っている。パースペクティヴ間の「不」一致を，ただ一時的な不都合なできごとと見なすことはできないし，パースペクティヴの完全

な互換性という理想的状態からの逸脱としてただ否定的にとらえてしまうのも正しくない。つねに目指されてはいるが，結局は部分的にしか（あるいは理念の上でしか）達成できないパースペクティヴの一致と同じく，その不一致もやはり，現実経験を構成するために欠くことのできないものなのである。このように考えるのであれば，現実が人間に開示されるのは，他人のパースペクティヴをある程度まで（完全にではなく）引き受けるという能力によってであるとともに，その引き受けの限界を知るという能力によってでもあるということになる。したがって，重要なのは，パースペクティヴ引き受けの限定的能力であるとともに，その能力に与えられている限界を自ら体験し，承認するという行為である。

「仮に私が彼のいる位置にいるとすれば，私は彼の見ているものと同じものを見るだろう」ということを理念的に想定したり，パースペクティヴの互換性を理想規範として措定したりする E.フッサール, Th.リット, A.シュッツ, G.H.ミードらの立場（de Folter 1983参照）は，これまでの議論から明らかなように，現実の把握における互換性／相互性の意義の過大評価から生じている。パースペクティヴの互換性だけでは，どのようにしても，われわれが共有するきわめて多面的な世界「像（ビルト）」が保証されるだけであって，現実的（レアル）なものとしての世界への連関はまだ決して保証されない。現実連関が成立するためには，いかなるパースペクティヴ交換においても限界があるということを知ることが――パースペクティヴの交換がある程度まで可能であるということとならんで――重要なのである。パースペクティヴの交換がある程度まで可能であるということは，それが極限まで実現されるような場合であっても，やはりある一定の程度までしか，つまり限定的にしか，可能でないという意味である。

要するに，現実がわれわれに媒介されることを可能にしているものは，（自己運動によってつくり出される）多様なパースペクティヴだけではないし，われわれが他者のパースペクティヴを取り込むということだけでもないし，さまざまなパースペクティヴの間に見られる相互の相対化や競合といった（それ自体は重要な）プロセスだけでもない。現実がわれわれに媒介されることを可能にしている特に重要なものは，パースペクティヴの引き受けという行為につねに伴っているその限界の存在をわれわれが知っているということである。

私の考えるところでは，妄想的な現実連関と妄想的でない現実連関においてパースペクティヴがどのような意義をもっているのかということを明らか

にするためには，パースペクティヴと結びついている二重の否定という性格を考慮しなければならない。あるパースペクティヴからものを見るということは，時間的および立場に規定された一面性を免れないのであるから，出会う相手をすべての面からとらえるという要求を満たすことはできない。まずこの意味で，パースペクティヴは一つの否定の性格をもっている。次に，自分のものの見方が一面的であるという事実——また，どのような見方も一面性と偶然性を免れないという事実——に直面することによって，言い換えれば，そうした事実に突き当たることによって，最初の否定は改めてもう一度否定されることになる。こうした議論は，ひどく抽象的で形式的なものに見えるかもしれない。しかし，私がいま指摘しようとしたことは，「現実」が構成されるという内面の動きを理解するためには，見おとしてはならないことであるし，したがって妄想患者の治療のためにも大変重要なことなのである。たしかに，われわれがさまざまなパースペクティヴを積み増していくことによって，世界は，万華鏡で見たような著しく多彩な側面をわれわれに伝えてくるかもしれない。しかし，仮に（現実にはありえないことだが）すべての側面(「全」面性)にわれわれが到達できるようになったとしても，そこでわれわれが手にしているのは，一つの世界「像」にすぎない。知覚と（現実）認識における本来の現実連関が成立するのにどうしても必要なのは，個々のあらゆるパースペクティヴが——あくまで単なる一つのパースペクティヴである限り——それぞれの視点およびその視点から生じる一面的なアスペクトのもつ偶然性を際立たせるという事実である。そうすることによって，一つ一つのパースペクティヴは——（可能性としては）無限のパースペクティヴが存在しているにもかかわらず——同時にまた，「今ここに（何かが実在する）」という「事実性（ファクティツィテート）」へとわれわれを導くのである。

　パースペクティヴが変更されるときにはいつでも，視点の豊富化ということとならんで，以前に見たものの否定や消去，したがってまたあらゆる視点の相対化ということが，すでに行なわれている。個々のパースペクティヴは，出会う相手を（何らかの側面において）われわれに媒介してくれるが，別の新たなパースペクティヴは以前のパースペクティヴを補完するばかりでなく，以前のパースペクティヴのもたらした虚偽を明るみに出し，いかなるパースペクティヴも仮象をもたらすにすぎないことを気づかせる。われわれはここで，V.v. ヴァイツゼッカーが「構成的錯覚」という耳慣れない言葉で言い表そうとしていたもの[注26]を思い起こすべきだろう。パースペクティヴ

の交代「の中で」つねに保たれるだけではなく，その交代「に抗して」つねに保たれてもいるものは，出会う相手の同一性（対象恒常性）へとわれわれを方向づける一貫した作用である。パースペクティヴの変更——視点の変更によるものであれ，他人のものの見方やとらえ方の中へ自分を移し入れることによるものであれ——の恣意的性格との対比がなければ，われわれは，出会う相手の自己同一性（つねに一貫して同じものであるということ）を認識することができなくなってしまうだろう。したがって，パースペクティヴの交代は，所与の所与性を「打ち消す」とともに「再びつくりあげる」ことであるとも言えるし，また所与に向かって（われわれを）新たに「歩み出させる」ことであるとも言える。その際，所与 das Gegebene は——厳密に見れば——「与えられているもの」というより，むしろつねに「(われわれに) 課されているもの das Aufgegebene」（この言葉は「放棄されたもの」というこれと対立的な意味も含んでいる）であり続ける。

　われわれが知覚や（現実）認識を，ただ単にパースペクティヴによって規定されたものとして片付けてしまおうとするならば，出会う相手の「実在性（レアリテート）」は，われわれが個々のパースペクティヴを通じて獲得したその相手のさまざまな外観に抗して，われわれに何かを訴えかけてくるにちがいない。既存のパースペクティヴがそれぞれ後続のパースペクティヴによって補われていくといったことを思い浮かべるだけでは，われわれにとっての「現実（レアリテート）」が構築される際のダイナミックな動きを十分にとらえているとはとても言えない。そのような微温的なとらえ方では，出来事の「厳然たるありよう」——現実と直面するという動かしえない事実——が見失われてしまうことになる。極端な言い方をするならば，われわれは，パースペクティヴのいかなる変更や交換に際しても，死と生成（「死して成る」）という，たゆみないプロセスに身を置いているのである。

　妄想的でない現実連関をこのように叙述するのは，事態を理想化しているような印象を与えるかもしれない。というのも，妄想をもたない人でも，先入見にとらわれて，いつまでも現実を軽視し続けるような場合がたしかにあるからである。そうしたことは，神経症的な人とか迷信を信じやすい人だけに見られるのではなく，健康な人にも起こりうるのであり，その人たちは，パースペクティヴの可動性の不足のために，言い換えれば，ある種の「アスペクト硬化」のために，錯覚に陥っているのである。しかしこういった人たちの場合には，現実への連関がひどく修飾され歪んでいるにせよ，その連関そのものは維持され，機能し続けている。これに対して妄想患者の場合に

は，（妄想をもたない人の場合のように）出会う相手のうちに多様なパースペクティヴを通じて一貫して現実が「それ自身を誇示する」ことはもはやないのであって，妄想患者においてつねに維持され，機能し続けているのは，単調な「形象（心像）形成規則」ないし「形象形成図式」(Binswanger 1965) である。つまり，維持されているのは，妄想された内容だけになっている。恋愛妄想の場合，妄想上の愛人がはっきりと拒絶の態度を示したとしても，患者にとってそれは，（拒絶とは）まったく逆のことを伝える合図でしかない。迫害妄想の場合，患者にとって何の差障りのないことであっても，妄想上の迫害者が自分を欺くために仕組んだことだと患者は理解する。何らかの人生の主題が，一つの妄想主題へと変形する(注27)。より正確に言えば，人生において克服できない主題群が，一つの——もはや現実を開示するのではなく，現実を封じ込めてしまうような——経験図式へと変転するのであり，これをわれわれは「妄想」と呼んでいるのである。

　ここで重要なのは，パースペクティヴの可動性の麻痺ということであるように思われる。それは，身体的な自己運動の障害によって起こるようなものではなく，他者の中に自分を移し入れるという能力によって可能になるパースペクティヴ可動性が麻痺しているということである。しかし他者の中に自分を移し入れるという可動性には，二つの様態が認められ，その両者の間には本質的な違いがある。その一つは，自由に能動的に他者の中へと自分を移し入れることができる場合であり，その能力を，より多面的な（「より客観的な」）世界経験のための道具として使いこなせるという場合である。もう一つは，強制的に，つまりパトス的に，自分が「他人」の視線や意図に引き渡されている（それらによって動かされている）と感じている場合であり，当然所有すべき自分の独立性を失っている場合である。このように区別される二つの様態を，われわれは，自由に視線をさまよわせる場合（これによってパースペクティヴの変更が可能になる）と，外部の力によって眼球の位置をずらすことによって視線の方向を強制的に変える場合（これによって，見ているものが動いているように感じたり，歪んでいるように感じたりする）の二つの状態(注28)と比較してみたことがある。そうしたときに重要だと判明するのは，自由で，能動的で，可動的で，再帰的である（フィードバックを備えている）ような志向性，すなわち自分の運動を現実探索のために用いることができるような志向性である。その場合，自発的ないし能動的に為されるパースペクティヴ変更と，外部からの影響で受動的に為されるパースペクティヴ変更とを区別する必要がある。まさにこうした点において，感覚生理

学や感覚心理学で明らかにされたことからの類推が大きな助力になって，一つの橋が架けられ，妄想によって歪められていない世界連関と，病的に歪んだ妄想的な現実把握との間の違いを理解することができるようになるかもしれない。

　能動性の障害，あるいはより厳密には，志向性の障害を，統合失調症性の精神病の基本障害とする見方は，長い伝統をもっている (Stransky, Berze, Gruhle, Beringer, C.Schneider, Conrad など)[注29]。この伝統について特に指摘を行なったのはベネデッティ (1986) である。近年ではシャルフェッター (1982, 1985) が，統合失調症患者において障害されるさまざまな自我の特質をあらためて検討し，それらのうち特に能動性と自発性を重視した。ムント (1984, 1985, 1989) は，志向性の障害を統合失調症の基底的なものと見なし，この問題に取り組んでいる。志向性の問題をテーマとして，1989 年にマールブルク大学精神科で学際的な会議が行なわれてもいる。ビューラー (1985) は「志向的精神病理学への序論」を発表した。ヴルフ (1989) は妄想体験の特徴を「自己交叉した志向性」という言葉でとらえている。私の考えでは，受容性の変化とならんで自発性の変化にもさらに検討が加えられ，受容性と自発性との相互の絡み合いのしかたが，より詳細に研究されるようになれば，妄想研究に大きな進歩がもたらされるはずである。こうした地点に，神経生物学的な研究と，社会力動的・精神力動的問題についての研究とを結びつけるような橋の一つが架けられるということも，ありえないことではない。これに関して私が特に注目しているのは「右脳と左脳の精神医学」(Oepen 1988 を参照) である。神経生物学的な条件布置と心理社会的な条件布置との間にいかなる相互関係が存在すれば（双方の制御系の障害に何らかの対応があるのかもしれない)，われわれが「妄想」と呼んでいる際立った体験類型が引き起こされることになるのか，という問題は，われわれの専門領域における最も差し迫った問題の一つである。この問題に関しては，われわれの見ているものの同一性や（対象）恒常性を提供している「視覚と運動の相即」が，妄想的でない現実連関を保証しているある相即関係についても何らかの類推を可能にしてくれるのではないかと考えることによって，解決に向けての進展がもたらされるかもしれない。神経生理学のさまざまな仮説や実験心理学のさまざまな所見（たとえば，感覚様態間の遅延現象。統合失調症患者で，特に聴覚刺激を与えたときに出現することがわかっている (Oldigs 1985)) とのつながりを模索することもすでにはじまっているし，社会心理学や社会精神医学の研究方向のうち，「パースペクティヴの引き受け」や

「パースペクティヴの交換」といったことを可能にしているコミュニケーションおよび対人相互作用のプロセスを扱っている分野に向かう架け橋もすでに用意されている。

臨床および治療への示唆

　ここに紹介してきた私の理論構想は，臨床的に経験されることがらの意味をよりよく理解できるようにしてくれるであろうし，またここで私が述べてきたことから，治療に対する示唆を引き出すこともできるはずである。最後にそうしたことについて大まかに展望しておきたい。

　「視線を向けることと視線を向けられること（眼差すことと眼差されること）」について精神病理学はこれまで議論を積み重ねてきた（Zutt u. Kulenkampff 1958, Zutt 1963, Börnsen 1984）が，そのことは別にしても，私は以前から次のようなことがらに注意を引かれていた。妄想患者の家族がしばしば私たちに話してくれることだが，妄想の再発が近づいてくるとまず最初に，患者の目つきが変わってくるのだという。さらに家族によれば，患者の目つきが「ひどく異様に」なると，患者がまもなく妄想的なことを言いはじめるとみて間違いない。たとえば，市電に乗っていると乗客が皆自分の方を振り返って見る，道を歩いている人の視線が自分に向けられている，他の人の顔をまっすぐ見ることができない，などといったことを患者は話しはじめるのである。臨床的観察でもこれに似たことはよくある。抗精神病薬の投与量を減らしているうちに，ある朝の回診で患者の目つきを見たとたんに，妄想症状が再発したとわかることがしばしばある。患者の目は，「ガラスのように」表情がなく，その動きのなさに独特なところがある。われわれと視線を合わせることもない。

　こういったことを記述精神病理学の問題にとどめておく必要はない。たいていの人は，記述精神病理学とは，患者から距離をとることばかり気にしていて，いつまで待っていても，治療については何の貢献もしないものだと思っている。だとすれば，いま述べたようなことがらを単に記述精神病理学の問題として片づけてしまうのでなく，これを手がかりにして——患者が多少なりとも応じてくれそうであるなら——次のような簡単なことから患者と共同の作業をはじめてもよいのではないか。たとえばわれわれが患者に，まずは何か身近にある簡単な物を選んで，それにしばらく注意を固定したり，その周りを巡ってみたり，それをあらゆる方向から観察したりしてみるよう

に言う。うまくいったら，次はもう少し複雑で意味のある物を選んで，同じことをしてもらう。これを繰り返してみる。その次には，同じ病棟の患者や看護師（最初のうちは，患者とすでにある程度「なじみ」のできている人がよい）のところへ行って，その人たちに特定のことを尋ねてみるように言う。具体的に言えば，たとえば，その人の目には病棟はどのように見えているのか，その人の家族状況や職業上のキャリアをその人がどう見ているのか，といったことを尋ねてくるということをしてもらうのである。そのようにして，患者はいつも「他人の目でものを見る」ように心がける。こうしたトレーニングを，患者の日課とすることも可能であろう。いま述べたのと同様のことはすでに指摘されている（Bochnik u. Richtberg 1982）。その他の行動療法と同様，トレーニングの段階を十分細かく分けておくことはもちろん必要である。最近になって，統合失調症患者に対する教育的な行動トレーニングの技法はめざましい躍進を見せている（Brenner, Buchkremer など）。われわれの大学病院でも，心理教育的・認知的な方向をもつ行動・社会性トレーニングを行なう小規模な病棟が設立された（Brücher ら）。患者がまだ昏迷ないし亜昏迷状態にある場合には，患者と一緒に，同じ方向を向いて——となりにならんですわっている方が，正面に向き合ってすわっているより，患者への負担が少ないのである——一つの同じ物をじっと見ているということが治療の導入として役立つかもしれない。患者がわれわれと視線を合わせたり，患者が「われわれの目でものを見る」ようになってほしいとわれわれが望むのであれば，その前にわれわれの方がまず——それがどれほどむずかしくても——「彼の目でものを見る」ようにしなければならない。ここで為されることは，ベネデッティ（1976）が妄想患者の精神療法への最初の関門と考えた「逆同一化」の過程にほかならない。

　このように「志向性トレーニング」を行なうにあたって，個々の患者の特性に合わせた可動性改善のための個人療法からはじめるのが最も良いと思われるが，いずれにしてもこうした治療法の方法的可能性が現在十分に活かされているとは言えない。こうした方法は一種の行動療法には違いないが，そこで行動 Verhalten と呼ばれているものは，普通の行動療法で問題にされる行動のことではない。つまり，このトレーニングでは，「出会う相手に対して，いかにふるまい，いかなる関係をとることができるか」という意味での行動が問題になる。患者が学ぶことになるのは，「何か」あるいは「誰か」に対するある「関係 Verhältnis」の中に自分を置き，他人の中に自分を能動的に置き移し，その他人の目でものを見るということである。患者はそうし

たことを学びながら，しかし同時に，そうしたことに限界が置かれているということにも気づき，その限界を受け入れることをも学ぶのである（Blankenburg 1987）。

要　約

　本論が目標としていたのは，パースペクティヴ性の弁証法的構造を指摘することであった。さらに本論は，妄想体験をテーマとしつつ，精神生理学と社会心理学との間の橋渡しをも試みた。精神生理学の分野では，運動と知覚の双方向性の作用の中で，網膜の印象の変化に影響されることなく視像の恒常性が構成される過程のモデルをとりあげた。社会心理学の分野では，妄想的でない「自己関係および世界関係」が構成される過程を実証的に探究するための重要なきっかけが与えられていることを見てきた。社会心理学が精神生理学に対して付加した知見は，現実の構築が行なわれるためには，自己運動によってパースペクティヴの交代を可能にし，その上でパースペクティヴの交代を通じて一貫して変化しないものを本来の出会いの相手と認めるということだけでは，不十分であるという事実である。すなわち，随意に変更可能な自分の「知覚および経験器官の」パースペクティヴを作動させておくというだけでは不十分であり，外在のパースペクティヴ（すなわち他者のパースペクティヴ）を取り入れ，それらも「共に作動させておく」ということが必要なのである。その結果として重要なのは，文字通りの意味での「パースペクティヴの引き受け」が行なわれるということではなく，他者のパースペクティヴを，自分のパースペクティヴと関係づけ，しかも相対化しながら，「共に作動させておく」ことによって，主体中心的な現実経験が克服されていくということである。われわれは，自己運動と他人からのパースペクティヴの引き受けとを通じてさまざまなパースペクティヴを獲得しているのだが，ただそれだけのことであるなら，ただ一つだけの一面的なパースペクティヴに——すなわち一つの特定の形象（心像）形成図式によって支配されるようなパースペクティヴに——自分を委ねてしまうようなこと，つまり，妄想というよりも，ドグマやイデオロギー，迷信，「集団狂気 Massenwahn」（精神病理学の普通の理解からすれば，これはもちろん妄想ではない）に陥ってしまうようなことを防ぐことはできないだろう。そうしたことを防いでいるのは，「パースペクティヴの引き受け」ということそのものではなく，むしろ，獲得されたさまざまなパースペクティヴの間を動き回ることを可能にし

ている自己可動性および「自己を見通す能力」なのである。この意味で、パースペクティヴ引き受けという概念は相対化されることになる。

　われわれは本論において、学際的という名の下に、見たところきわめて異質なさまざまなアプローチを互いに関係づけてきた。もう一度挙げてみるならば、知覚生理学および知覚心理学の知見、身体性および社会性についての現象学の議論（Coenen 1979）、パースペクティヴの「相互性／互換性」という考え方——これは、E. フッサールにはじまり、A. シュッツや A. グルヴィチュらによってさらに促進された現象学的研究においても、G.H. ミードを継承した社会心理学においても、問題にされてきた——、さらには、「パースペクティヴ性と脱中心化」の問題群をめぐる J. ピアジェの構想（これについては Zeil-Fahlbusch 1983 参照）といった論点である。

　ここで私が行なった議論を通して、これらのさまざまな論点を実際にどこまでまとめあげることができたのか、あるいはできなかったのか、ということは批判的な読者の判断に委ねたい。私の論考は、そのような課題を素描したものにすぎないし、またこうした議論を端緒として今後の妄想研究が実り豊かなものとなる可能性があることを明らかにしようと試みたものにすぎない。

注

1. 妄想問題についての文献は極めて膨大である。ここでは代表的な総説をいくつか挙げるにとどめておく。v. Baeyer(1979), Berner (1986), Glatzel (1978,1981), Hofer(1984), Huber(1954, 1964), Huber u. Gross (1977), Mundt u. Lang (1987), Olbrich (1987), Oltmanns u. Maher (1988), Retterstøl (1987), Scharfetter (1985), Schulte u. Tölle (1972), Spitzer (1989a,b).
2. 「『現実意識』は、それ自体として、世界内存在の一つのあり方である....」(Heidegger 1927, S.211)。夢の世界もまた、一つの「世界」である、非現実の世界であるにせよ。
3. 「副現実」の概念については Lempp(1973,1984,1988) 参照。ここで小児の発達における現実連関の構築についての文献——そこにはいわゆる「移行対象」の位置づけについての論究も含まれることになる——について詳しく述べることは不可能である。
4. D.v.Usler : Traum als Welt(1969) 参照。
5. これについては Blankenburg(1987c) を見よ。以下の数段落は筆者の以前の論述 (Blankenburg 1965, 1980, 1987) に基づいて書かれている。
6. 志向性の概念は、この数年、精神医学で新たに注目を浴びている。これに関しては、Mundt(1984) および「志向性」をテーマに行なわれたマールブルクでのシンポジウムの成果（Blankenburg u. Bühler, 出版準備中）を参照。
7. 「妄想の感情理論」(これに関しては、最近の Spitzer(1989) の論文を参照) という面から関心がもたれる、不安、恐怖、不信、不気味さ、などの精神現象についての精緻な現象学的研究を H.Schmitz(1969) が行なっている。
8. これについては以前に為された Hunger(1970) および Schneemann (1988, 1989) の論

述を参照。
9. Husserl(Hua. Bd. XI, 1966) の現象学は,「能動的総合」と「受動的総合」とを区別しているが,この区別には問題がないとは言えない。
10. 「相対的」とは,われわれが世界を最初から,「ある」がままの姿で知覚するのではないということ,すなわち対象を客観的に観察する研究に対して示されるような姿で知覚するのではないということを意味している。われわれが直接に経験するものは,むしろ,そのときわれわれが出会っているものとわれわれとの間の関係である。たとえば,われわれは,ある物体の温度を直接に知覚するわけではなく,その物体とわれわれとの間の温度差を知覚するのである。
11. パースペクティヴ性は,主体とその周囲の世界との間の関係が,非対称な関係であることを表現するものである。われわれの「自我」は,自分自身を概ね一つの点として体験している。これに対して,周囲の世界は,その中心に置かれた自我をとりまく,ある広がりをもった領域として体験されている。
12. 未来関連性(われわれがつねに未来に結びつけられているということ)に関してはJanzarik(1965) も参照。
13. 統合失調症患者における現実の構築についてはBlankenburg(1987b, c) を参照。その中にこれに関連する以前の文献を挙げておいた(そのほかScharfetter 1985, 1987にも文献が挙げられている)。
14. たとえばAdornoは,よく知られているように典型的な聴覚優位の人であったが,彼はMerleau-Ponty: Phénoménologie de la perception(1945) において顕著な,視覚の一方的重視の態度を批判した。Sonnemann(1983) は,「時間は直観の形式Anschauungsformである」というテーゼを,「時間はAnhörungsform(聴取の形式)である」というテーゼに置き換えている。見るということが(したがって,幾何学やパースペクティヴ性が)人間の為すすべての知覚行為を代表するものと考え,さらに一般化して,それが,世界に対して人間がとりむすぶ関係を代表するものだとさえ考えるということは,どこまで正当なことなのか,あるいはそうした考えにどれだけの偏りや歪曲が含まれているのか,ということをここで詳しく述べるのはやめておく。
15. 「視覚と運動の相即」という概念は,V.v.Weizsäckerのゲシュタルトクライスの構想に起源をもつ(これについてはBuytendijk 1967, Christian 1987を参照)。現代の感覚生理学(Baumgartner 1978, v.Campenhausen 1981, Henatsch 1976, Jung 1976, Schütz et al. 1982など)は多くの点でより精密な研究を行なえるようになってはいるが,しかし感覚運動性現象の基本構造のとらえ方は変わっていない。そうした現象を,今日では,制御モデルを用いてより精確にとらえることも可能になっている。
16. 自閉という概念に関する文献はきわめて膨大である。ここでわれわれが採用している自閉に対する見方についてはBlankenburg 1987a, 1988を参照。
17 Blankenburg 1987c, 1988 を参照。
18. 投影の概念に関する膨大な文献について,ここで詳しく述べることはできない(Ali 1970, Blankenburg 1975, Bühlmann 1971 などを参照)。
19. Freudにおける「現実」の概念の問題群については,特にWalch 1981 を参照。
20. Kant (KrV/B:39) は,「われわれの外部に物が現に存在することを....ただ単に信じるというしかたで,想定するしかない....」ということを「由々しきことがら」だと言っている。Heidegger(1927: 205)は,その存在の「証明」を探そうとするということが,やはり「由々しきこと」であるという。しかし,われわれの外部の物の経験が可能「であるかどうか」という問題そのものではないにしても,その経験が可能なのは「いかにしてか」という問題を研究の主題とすることは,今なおきわめて正当なことだと言える。発達心理学ではPiaget(1950) の研究,また認知心理学では遅くともNeisser

(1967) 以降のさまざまな研究が，この問題に集中的に取り組んできたし，現在でもさらにこの問題の解明が求められている。
21. このような言い方で，Kant ばかりではなく Schopenhauer の見解（「意志と表象としての世界」）をも単純化してしまうのは不当であるということを，ここで述べずにすますわけにはいかない。
22. この realisieren という語は，二重の意味において理解していただきたい。すなわち，実行する（実現する）という意味と，知覚ないし認識する（実感する）という意味においてである。
23. v. Campenhausen 1981, Henatsch 1976 を見よ。さらに Wolf 1985, 1987 も参照。
24. パースペクティヴ相互のコントラストが知覚の際に必要であるという洞察（たとえば Troxler 効果）は，この問題領域に対して感覚生理学が為した決定的に重要な貢献の一つと見なすことができる。感覚の確かさと構成との間の関係については，Harris (1974) を参照。
25. この言葉は，Zöllner が，Nietzsche のアフォリズム的ないくつかの章句を要約するために用いた（Mock 1984 を参照）。また Glatzel 1981 と彼の本書での論述も参照。
26. V. v. Weizsäcker 1947, S.20, 113, 122, 207 参照。彼の軽妙な言い回しによれば，体験されたことを本気にしないこと（軽視すること）こそが，対象の同一性を維持するための条件なのであり，そのことを何か不完全なことだなどと言うことはできない。私が知覚において物を現前化できるのは，その器官がこの構成的「錯覚」を，つまり体験内容に対する非実在論的態度を，許容する場合に限られる。
27. Binswanger (1957), Blankenburg (1965, 1987), Knoll （本書）。
28. 仮象運動の知覚については v.Campenhausen, Bd.II, S.95 ff. 参照。
29. 志向性の概念は，本論との関連で，重要な意味をもっている（これについては Blankenburg u. Bühler 1989 参照）。

Literatur

Ali, S.: De la projection. Payot, Paris 1970
Baeyer, W. v.: Der Begriff der Begegnung in der Psychiatrie. Nervenarzt 25 (1955) 265–273
Baeyer, W. v.: Über die Bedeutung psychiatrischer Schlüsselwörter. In: *Kraus, A.* (Hrsg.), Leib, Geist, Geschichte – Brennpunkte anthropologischer Psychiatrie. Hüthig, Heidelberg 1978
Baeyer, W. v.: Wähnen und Wahn. Enke, Stuttgart 1979
Benedetti, G.: Der Geisteskranke als Mitmensch. Vandenhoeck & Ruprecht 1976
Benedetti, G.: Schizophrenie. In: *Müller, Ch.* (Hrsg.), Lexikon der Psychiatrie. Springer, Berlin-Heidelberg-New York, 2. Aufl. 1986
Beringer, K.: Beiträge zur Analyse schizophrener Denkstörungen. Zschr. ges. Neurol. Psychiat. 93 (1924) 55–61
Berner, P.: Wahn. In: *Müller, Ch.* (Hrsg.), Lexikon der Psychiatrie. Springer, Berlin-Heidelberg-New York, 2. Aufl. 1986
Berze, J.: Die primäre Insuffizienz der psychischen Aktivität. Ihr Wesen, ihre Erscheinungen und ihre Bedeutung als Grundstörung der Dementia praecox und der Hebephrenen überhaupt. Fr. Deuticke, Leipzig-Wien 1914
Berze, J., Gruhle, H.W.: Psychologie der Schizophrenie. Springer, Berlin 1929
Billmann-Mahecha, E.: Egozentrismus und Perspektivenwechsel. Hogrefe, Göttingen-Toronto-Zürich 1990
Binswanger, L.: Schizophrenie. Neske, Pfullingen 1957
Binswanger, L.: Wahn. Neske, Pfullingen 1965
Blankenburg, W.: Zur Differentialphänomenologie der Wahnwahrnehmung. Nervenarzt 36 (1965a) 285–298
Blankenburg, W.: Die Verselbständigung eines Themas zum Wahn. Jb. Psychol. Psychother. med. Anthrpol. 13 (1965a) 137–164
Blankenburg, W.: Der Verlust der natürlichen Selbstverständlichkeit. Enke, Stuttgart 1971
Blankenburg, W.: Voraussetzungen der Projektionstheorie. Confin. psychiat. 18 (1975) 207–220
Blankenburg, W.: Anthropological and ontoanalytical aspects of delusion. J. Phen. Psychol. 11 (1980) 97–110
Blankenburg, W.: Phänomenologie der Lebenswelt-Bezogenheit und Psychopathologie. In: *Grathoff, R., Waldenfels, B.* (Hrsg.), Sozialität und Intersubjektivität, S. 182–207. Fink, München 1983
Blankenburg, W.: Ethnopsychiatrie im Inland. In: *Frießem, D., Schröter, E.* (Hrsg.), George Devreux zum 75. Geburtstag. Vieweg & Sohn, Braunschweig 1984
Blankenburg, W.: Zur Psychopathologie des Autismus. Fundamenta Psychiatrica 1 (1987a) 19–25
Blankenburg, W.: Phänomenologisch-anthropologische Aspekte von Wahn und Halluzination. In: *Olbrich, H.M.* (Hrsg.), Halluzination und Wahn. Springer, Berlin-Heidelberg-New York-London-Paris-Tokyo 1987b
Blankenburg, W.: On the relation to reality in schizophrenics; (jap. Übers. von *S. Hanamura*). Jap. J. Psychopathology 8 (1987c) 23–31
Blankenburg, W.: Zum Selbst- und Weltverhältnis autistischer Patienten. Acta paedopsychiatrica 51 (1988) 273–284
Blankenburg, W.: Die Futur-II-Perspektive in ihrer Bedeutung für die Psychotherapie. In: *Blankenburg, W.* (Hrsg.), Biographie und Krankheit. Thieme, Stuttgart-New York 1989, S. 76–84
Blankenburg, W., Hildenbrand, B., Beyer, B., Klein, D., Müller, H.: Familiensituation und alltagsweltliche Orientierung Schizophrener. Abschlußbericht für die DFG. Marburg 1983
Blankenburg, W., Hildenbrand, B., Beyer, B., Brücher, K., Hasselberg, B., Lehmann, B., Leugering, N., Müller, H.: Familiensituation und alltagsweltliche Orientierung Schizophrener (II): Therapeutisch induzierte Ablöseprozesse schizophrener Patienten aus ihren Familien, untersucht am Beispiel von Übergangseinrichtungen. Marburg 1986
Blankenburg, W., Bühler, K.-E. (Hrsg.): Intentionalität – interdisziplinär. Tagung am 22./23.9.1989 in Marburg (i. Vorber.)

Bleuler, E.: Dementia praecox oder Gruppe der Schizophrenien. In: *Aschaffenburg, G.* (Hrsg.), Hb. der Psychiatrie, spez. Teil, 4. Abt., 1. Hälfte. Deuticke, Leipzig-Wien 1911
Bochnik, H.J., Gärtner-Huth, C., Richtberg, W.: Besinnungstherapie als Hilfe zur Selbsthilfe. In: *Helmchen, H., Linden, M., Rüger, U.* (Hrsg.), Psychotherapie in der Psychiatrie. Springer, Berlin-Heidelberg-New York 1982
Börnsen, Th.: Blicken und Erblicktwerden als Fließgleichgewicht physiognomischer Mächte. Diss. Marburg 1988
Bouwhuis, B. et al. (eds.): Sensorimotor Interactions in Space Perception and Action. North-Holland, Amsterdam 1987
Brenner, H.D., Böker, W.: Ausblick auf mögliche Entwicklungen in Forschung und Praxis. In: *Böker, W., Brenner, H.D.* (Hrsg.), Bewältigung der Schizophrenie. Huber, Bern-Stuttgart-Toronto 1986
Brücher, K.: Erfahrungen mit einem individualisierten psychoedukativen Konzept in der stationären Behandlung Schizophrener. (im Druck)
Brunswik, E.: Scope and aspects of the cognitive problem. In: *Bruner* et al. (eds.), Contemporary approaches to cognition. Harvard Univ. Press, Cambridge (Mass.) 1957
Buchkremer, G., Fiedler, P.: Kognitive versus handlungsorientierte Therapie. Nervenarzt 58 (1987) 481–488
Bühler, K.-E.: Rationalität, Perspektive und Regelbezug. Vorarbeiten zu einer intentionalen Psychopathologie. In: *Bühler, K.-E., Weiß, H.* (Hrsg.), Kommunikation und Perspektivität. Königshausen & Neumann, Würzburg 1985
Bühler, K.-E., Weiß, H.: Vorwort. In: *Bühler, K.-E., Weiß, H.* (Hrsg.), Kommunikation und Perspektivität. Königshausen & Neumann, Würzburg 1985
Bühlmann, R.: Zur Entwicklung des tiefenpsychologischen Begriffs der Projektion. Juris, Zürich 1971
Buytendijk, J.F.F.: Prolegomena zu einer anthropologischen Physiologie. Müller, Salzburg 1967
Campenhausen, Ch. v.: Die Sinne des Menschen, Bd. I u. II. Thieme, Stuttgart 1981
Christian, P.: Der „Gestaltkreis" von *Viktor von Weizsäcker*. In: *Hahn, P., Jacob, W.* (Hrsg.), Viktor von Weizsäcker zum 100. Geburtstag. Springer, Berlin-Heidelberg-New York-London-Paris-Tokyo 1987, S. 72–80
Ciompi, L.: Affektlogik. Enke, Stuttgart 1982
Coenen, H.: Leiblichkeit und Sozialität. Philosophisches Jahrbuch 86/2 (1979) 239–261
Coenen, H.: Diesseits von subjektivem Sinn und kollektivem Zwang. Fink, München 1985
Conrad, K.: Die beginnende Schizophrenie. Thieme, Stuttgart 1958
Cutting, J.: The Psychology of Schizophrenia. Churchill, Livingstone-Edinburgh-London-Melbourne-New York 1985
Dörner, K.: Interpretation *W.Th. Winklers* „Übertragung und Psychose" im Licht heutiger Wissenschaftstheorie. In: *Dörner, K.* et al. (Hrsg.), Zum Menschenbild in Begegnung und Partnerschaft. Enke, Stuttgart 1987, S. 39 ff.
Dörr-Zegers, O.: Verdad y Delirio (Truth and Delusion). Rev. Chil. Neuropsiquiat. 22 (1984) 192–199
Edelstein, W., Habermas, J. (Hrsg.): Soziale Interaktion und soziales Verstehen. Suhrkamp, Frankfurt/M. 1984
Edelstein, W., Keller, M. (Hrsg.): Perspektivität und Interpretation. Suhrkamp, Frankfurt/M. 1982
Faßheber, P.: Zur Bedeutung der Sozialperspektive bei der Erlebens- und Verhaltensanalyse. In: Phänomenologie in der Psychiatrie. Symposium am 26.10.1990; erscheint in Fundamenta Psychiatrica 4 (1991) (im Druck)
Feldmann, H.: Aspekte der Wahndynamik. Fortschr. Neurol. Psychiat. 56 (1988) 14–21
Folter, R.J. de: Reziprozität der Perspektiven und Normalität bei *Husserl* und *Schütz*. In: *Grathoff, R., Waldenfels, B.* (Hrsg.), Sozialität und Intersubjektivität. Fink, München 1983
Forgas, J.P.: Sozialpsychologie; übers. von *J. Schust*. Psychologie Verlags Union, München-Weinheim 1987
Frank, L.K.: Time perspectives. J. of social philos. 4 (1939) 293–312
Freud, S.: Psychoanalytische Bemerkungen über einen autobiographisch beschriebenen Fall von Paranoia (dementia paranoides). Ges. Werke, Bd. VIII. Fischer, Frankfurt/M. 1911

Gaebel, W.: Blickmotorische und psychopathologische Korrelate subjektiver „Basisstörungen" schizophren Kranker. In: *Böcker, F., Weig, W.* (Hrsg.), Aktuelle Kernfragen in der Psychiatrie. Springer, Berlin-Heidelberg-New York-London-Paris-Tokyo
Garety, P.A., Hemsley, D.R.: Characteristics of Delusional Experience. Eur. Arch. Psychiatr. Neurol. Sci. 236 (1987) 294–298
Geulen, D. (Hrsg.): Perspektivenübernahme und soziales Handeln. Texte zur sozialkognitiven Entwicklung. Suhrkamp, Frankfurt/M. 1982
Glatzel, J.: Allgemeine Psychopathologie. Enke, Stuttgart 1978
Glatzel, J.: Spezielle Psychopathologie. Enke, Stuttgart 1981
Glatzel, J.: Perspektivität in der Psychopathologie. In: *Bühler, K.-E., Weiß, H.* (Hrsg.), Kommunikation und Perspektivität. Königshausen & Neumann, Würzburg 1985
Goethe, J.W. v.: Maximen und Reflexionen. Sämtl. Werke, Bd. 9. Artemis, Zürich 1977
Graumann, C.F.: Grundlagen der Phänomenologie und Psychologie der Perspektivität. W. de Gruyter, Berlin 1960
Graumann, C.F.: Interpersonale Perspektivität und Kommunikation. Phänomenologische Forschungen, Bd. 8, S. 168–186. Alber, Freiburg-München 1979
Gurwitsch, A.: Das Bewußtseinsfeld. W. de Gruyter, Berlin-New York 1971
Harris, E.E.: Perceptual Assurance and The Reality of the World. Clark Univ. Press, New York 1974
Hartwich, P.: Kognitive Gesichtspunkte. In: *Kisker, K.P., Lauter, H., Meyer, J.-E., Müller, C., Strömgren, E.* (Hrsg.), Psychiatrie der Gegenwart, 3. Aufl., Bd. 5, Schizophrenien. Springer, Berlin-Heidelberg-New York-London-Paris-Tokyo 1987
Heidegger, M.: Sein und Zeit. Niemeyer, Halle 1927
Henatsch, H.-D.: „Bauplan der peripheren und zentralen sensomotorischen Kontrolle", S. 193–264; und „Zerebrale Regulation der Sensomotorik, S. 264–420. In: *Gauer, O.H., Kramer, K., Jung, R.* (Hrsg.), Physiologie des Menschen, Bd. 14. Urban & Schwarzenberg, München-Berlin-Wien 1976
Hofer, G.: Der Mensch im Wahn. Karger, Basel-New York 1968
Hofer, G.: Wahn. In: *Battegay, R., Glatzel, J., Pöldinger, W., Rauchfleisch, U.* (Hrsg.), Handwörterbuch der Psychiatrie. Enke, Stuttgart 1964
Hole, R.W., Rush, A.J., Beck, A.T.: A cognitive investigation of schizophrenic delusions. Psychiatry 42 (1979) 312–319
Huber, G.: Das Wahnproblem (1939–1954). Fortschr. Neurol. Psychiat. 25 (1954) 6–58
Huber, G.: Wahn (1954–1963). Fortschr. Neurol. Psychiat. 32 (1964) 429–489
Huber, G., Gross, G.: Wahn. Eine deskriptiv-phänomenologische Untersuchung schizophrenen Wahns. Enke, Stuttgart 1977
Hunger, J.: Gedanken zur Irrtumskategorie als Wahnkriterium. Psychiatr. Clin. 3 (1970) 241–253
Husserl, E.: Phänomenologie der Intersubjektivität. Husserliana vol. XIII–XV. Nijhoff, Den Haag 1973
Husserl, E.: Formale und Transzendentale Logik. Niemeyer, Halle 1929
Janzarik, W.: Psychologie und Psychopathologie der Zukunftsbezogenheit. Arch. ges. Psychol. 117 (1965) 3–53
Janzarik, W.: Strukturdynamische Grundlagen der Psychiatrie. Enke, Stuttgart 1987
Jaspers, K. (1913): Die phänomenologische Forschungsrichtung in der Psychiatrie. In: Gesammelte Schriften. Springer, Berlin-Göttingen-Heidelberg 1963
Jaspers, K. (^{1}1913): Allgemeine Psychopathologie. 7. Aufl. Springer, Berlin-Göttingen-Heidelberg 1959
Joas, H.: Das Problem der Intersubjektivität. Suhrkamp, Frankfurt/M. 1985
Kambartel, W.: Perspektive, Perspektivismus, perspektivisch. II. Kunst. In: *Ritter, J., Gründer, K.:* Historisches Wörterbuch der Philosophie, Bd. 7, S. 375–377. Schwabe & Co., Basel 1989
Kant, I.: Kritik der Urteilskraft. Königsberg 1790
Kendler, K.S., Glazer, W.M., Morgenstern, H.: Dimensions of delusional experiences. Am. J. Psychiatry 140 (1983) 466–469
Kisker, K.P.: Der Erlebniswandel des Schizophrenen. Springer, Berlin-Göttingen-Heidelberg 1960
Knoll, M.: Über das Mißtrauen. Fundamenta Psychiatrica 4 (1988) 221–227

König, G.: Perspektive, Perspektivismus, perspektivisch. I. Philosophie; Theologie; Geistes- und Naturwissenschaften. In: *Ritter, J., Gründer, K.:* Historisches Wörterbuch der Philosophie, Bd. 7, S. 363–375. Schwabe & Co., Basel 1989
Kruse, L.: Räumliche Umwelt. W. de Gruyter, Berlin 1974
Kunz, H.: Die eine Welt und die Weisen des In-der-Welt-Seins. Psyche 16 (1962/63) 58, 142, 221, 378, 464, 544, 705
Laing, R.D., Phillipson, H., Lee, A.R.: Interpersonal Perception. Penguin Books, London
Lempp, R.: Psychosen im Kindes- und Jugendalter – eine Realitätsbezugsstörung. Huber, Bern-Stuttgart-Wien 1973
Lempp, R.: Psychische Entwicklung und Schizophrenie. Huber, Bern-Stuttgart-Toronto 1984
Lewin, K.: Kurt-Lewin-Gedenkausgabe, hrsg. von *C.-F. Graumann,* Bd. 4. Huber, Bern; Klett-Cotta, Stuttgart 1982
Litt, Th.: Individuum und Gemeinschaft. 3. Aufl. Teubner, Berlin 1926
Luhmann, N.: Vertrauen. Ein Mechanismus der Reduktion sozialer Komplexität, 2. erw. Aufl. Enke, Stuttgart 1973
Magaro, P.A.: Cognition in schizophrenia und paranoia: The integration of cognitive processes. Lawrence Erlbaum Ass., Publ., Hillesdale (New Jersey) 1980
Maher, B.A.: Anomalous Experience and Delusional Thinking: The Logic of Explanations. In: Oltmanns 1988a, 11–29
Maher, B.A.: Delusions as the product of normal cognitions. In: Oltmanns 1988b, 268–270
Matussek, P.: Psychopathologie II. Wahrnehmung, Halluzination und Wahn. In: *Gruhle, H.W., Jung, R., Mayer-Gross, W., Müller, M.* (Hrsg.), Psychiatrie der Gegenwart, Bd. I/2, Grundlagen und Methoden der klinischen Psychiatrie. Springer, Berlin-Göttingen-Heidelberg 1963, S. 23–76
Mead, G.H. (1926/69): The objective reality of perspectives. In: Proceedings of the sixth international congress of philosophy; dt. Übers. in: Philosophie der Sozialität. Aufsätze zur Erkenntnisanthropologie. Suhrkamp, Frankfurt 1969, 217
Mead, G.H.: Geist, Identität und Gesellschaft. Suhrkamp, Frankfurt/M. 1973
Melges, F.T., Freeman, A.M.: Temporal Disorganisation and Inner-Outer Confusion in Acute Mental Illness. Am. J. Psychiatry 134 (1977) 874–877
Merleau-Ponty, M.: Phénoménologie de la perception. Gallimard, Paris 1945
Meyer-Osterkamp, S., Cohen, R.: Größenkonstanz bei Schizophrenen. Springer, Berlin-Heidelberg-New York 1973
Minkowski, E.: La schizophrénie. Paris 1927, ²1953
Mishara, A.: Phenomenology and the Unconscious – The Problem of the Unconscious in the Phenomenological and existential Traditions. Thesis (bes. pp. 393–409). Pennsylvania State University, 1989
Mock, J.: Die dritte Kopernikanische Revolution bei Nietzsche und Freud. Diss. Mainz 1984
Müller-Suur, H.: Konstitutive Unterschiede des Wähnens in verschiedenen psychotischen Krankheitszuständen. Nervenarzt 59 (1988) 477–481
Mundt, Ch.: Der Begriff der Intentionalität und die Defizienzlehre von den Schizophrenien. Nervenarzt 55 (1984) 582–588
Mundt, Ch.: Concepts of Intentionality and Their Application to the Psychopathology of Schizophrenia – A Critique of the Vulnerability-Model. In: *Spitzer, M., Maher, B.A.* (eds.), Philosophy and Psychopathology, pp. 35–58. Springer, New York-Heidelberg-Berlin-London-Paris-Tokyo-Hongkong 1985
Mundt, Ch.: Intentionalitätskonzepte als Interpretationshilfen für die Psychopathologie der Schizophrenien. In: *Blankenburg, W., Bühler, K.-E.* (Hrsg.), Intentionalität – interdisziplinär (in Vorb.)
Mundt, Ch., Lang, H.: Die Psychopathologie der Schizphrenien. In: *Kisker, K.P., Lauter, H., Meyer, J.-E., Müller, C., Strömgren, E.* (Hrsg.), Psychiatrie der Gegenwart, 3. Aufl., Bd. 5, Schizophrenien. Springer, Berlin-Heidelberg-New York-London-Paris-Tokyo
Neisser, U.: Kognition und Wirklichkeit. Klett-Cotta, Stuttgart 1979
Oepen, G.: Psychiatrie des rechten und linken Gehirns. Deutscher Ärzte-Verlag, Köln 1987
Oerter, R.: Psychische Entwicklung als Realitätskonstruktion. In: *Lempp, R.* (Hrsg.), Psychische Entwicklung und Schizophrenie. Huber, Bern-Stuttgart-Toronto 1984
O'Hanlon, B., Wilk, J.: Shifting Contexts. Guilford, New York 1987
Oldigs, J.: Aufmerksamkeitsstörungen bei Schizophrenie. Beltz, Weinheim-Basel 1985

Perrig, A.: Der Renaissance-Künstler als Wissenschaftler. In: *Busch, W.:* Funk-Kolleg Kunst, Bd. II, S. 649–677. Piper, München-Zürich 1987
Piaget, J. (1950): La construction du réel chez l'enfant; dt. Übers.: Der Aufbau der Wirklichkeit beim Kinde. In: Gesammelte Werke, Bd. 2. Klett, Stuttgart 1975
Plessner, H.: Die Einheit der Sinne. Bouvier, Bonn 1965
Prinz, W.: Wahrnehmung und Tätigkeitssteuerung. Springer, Berlin-Heidelberg-New York 1983
Prinz, W., Sanders, A.F. (eds.): Cognition and Motor Processes. Springer, Berlin-Heidelberg-New York-Tokyo 1984
Probst-Frey, C.: Autismus und Wahn bei *Binswanger, Blankenburg* und *Boss.* Juris, Zürich 1980
Retterstol, N.: Nicht-schizophrene paranoide Entwicklungen und Paranoia. In: *Kisker, K.P., Lauter, H., Meyer, J.E., Müller, Strömgren, E.* (Hrsg.), Psychiatrie der Gegenwart, Bd. 4 Schizophrenie, S. 211–235. Springer, Berlin-Heidelberg-New York-London-Paris-Tokyo 1987
Scharfetter, C.: Ich-Psychopathologie des schizophrenen Syndroms. In: *Janzarik, W.* (Hrsg.), Psychopathologische Konzepte der Gegenwart. Enke, Stuttgart 1982
Scharfetter, C.: Allgemeine Psychopathologie. 2. Aufl. Thieme, Stuttgart 1985
Schlosberg, A.: Zeitperspektive als Ich-Funktion in der Schizophrenie. Dynamische Psychiatrie 17(1983) 85–102
Schneemann, N.: Eifersucht und Eifersuchtswahn. Enke, Stuttgart 1988
Schneemann, N. (1989): Anthropologische Grundlagen des Wahnes (Materialien). (Unveröff. Manuskript; Verwendung mit Genehmigung des Autors)
Schneemann, N.: Eifersucht und Eifersuchtswahn. Enke, Stuttgart 1988
Schneider, K.: Klinische Psychopathologie. 13. Aufl. Thieme, Stuttgart 1987
Schuhler, P.: Perspektivenübernahme im Handlungsvollzug: Konzeption und Evaluation eines Interventionsprogramms. Inaug.-Diss., Berlin 1984
Schmitz, H.: Der Gefühlsraum. Bouvier, Bonn 1969
Schüttler, R.: Zum Wahnerleben schizophren Erkrankter. Fundamenta Psychiatrica 1 (1987) 134–141
Schütz, A.: Collected Papers, vol. I (ed. *M. Natanson*). Nijhoff, The Hague 1962. Dt. Übers.: Gesammelte Aufsätze, Bd. I. Nijhoff, Den Haag 1970
Schütz, A., Luckmann, Th.: Strukturen der Lebenswelt, Bd. I und II. Suhrkamp, Frankfurt/M. 1979 u. 1984
Schwartz, M.A., Wiggins, O.P.: Perspectivism and the Methods of Psychiatry. Comprehensive Psychiatry 29 (1988) 237–251
Silbereisen, R.K.: Zur Entwicklung von sozialem Wissen und Verstehen: Perspektivenkoordination. In: *Lempp, R.* (Hrsg.), Psychische Entwicklung und Schizophrenie. Huber, Bern-Stuttgart-Toronto 1984
Spitzer, M.: Allgemeine Subjektivität und Psychopathologie. Haag & Herchen, Frankfurt/M. 1985
Spitzer, M.: Halluzinationen. Ein Beitrag zur allgemeinen und klinischen Psychopathologie. Springer, Berlin-Heidelberg-New York-London-Paris-Tokyo 1988
Spitzer, M.: Was ist Wahn? Springer, Berlin-Heidelberg-New York-London-Paris-Tokyo 1989
Spitzer, M.: Ein Beitrag zum Wahnproblem. Nervenarzt 60 (1989) 95–101
Spitzer, M.: On Defining Delusions. Comprehensive Psychiatry 31 (1990) 377–397
Steinbeck, J.: Cannery Row. W. Heinemann, London 1945
Storch, A.: Beiträge zum Verständnis des schizophrenen Wahnkranken. Nervenarzt 30 (1959) 4–10
Storch, A.: Wege zur Welt und Existenz des Geisteskranken (hrsg. und eingel. von *W. v. Baeyer* u. *W. Bräutigam*). Hippokrates, Stuttgart 1965
Stransky, E.: Schizophrenie und intrapsychische Ataxie. Jb. Psychiatr. 36 (1914)
Süllwold, L.: Schizophrene Symptome. Springer, Berlin-Heidelberg-New York 1973
Süllwold, L., Huber, G.: Schizophrene Basisstörungen. Springer, Berlin 1986
Tatossian, A.: Phénoménologie des psychoses. Masson, Paris-New York-Barcelone-Milan 1979
Theunissen, M.: Der Andere. W. de Gruyter, Berlin 1965
Uslar, D. v.: Traum als Welt. Neske, Pfullingen 1969
Valenciano-Gaya, L.: Das paranoide Syndrom im Lichte anthropologischer Auffassungen. In: *Zutt, J., Kulenkampff, C.* (Hrsg.), Das paranoide Syndrom in anthropologischer Sicht. Springer, Berlin-Göttingen-Heidelberg 1956

Walch, S.: Subjekt, Realität und Realitätsbewältigung. Minerva, München 1982
Wallace, M.: Future time perspective in schizophrenia. J. Abnorm. Soc. Psychol. 52 (1956) 240–245
Weizsäcker, V. v.: Der Gestaltkreis. Thieme, Stuttgart 1940
Widlöcher, D., Hardy-Baylé, M.-C.: Explorations des activités cognitives dans la schizophrénie. L'Encephale 15 (1989) 193–196
Wiggins, O.P., Schwartz, M.A., Northoff, G.: Toward a Husserlian Phenomenology of the Initial Stages of Schizophrenia. In: *Spitzer, M., Maher, B.A.* (eds.), Philosophy and Psychopathology, pp. 21–34. Springer, New York-Heidelberg-Berlin-London-Paris-Tokyo-Hongkong 1985
Wolf, R.: Binokulares Sehen, Raumverrechnung und Raumwahrnehmung. Biologie in unserer Zeit 15 (1985) 161–178
Wolf, R.: Der biologische Sinn der Sinnestäuschungen. Biologie in unserer Zeit 17 (1987) 33–49
Wulff, E.: Überlegungen zur Produktion von Wahnsinn versus sinnbezogener Vernunft (im Druck)
Wulff, E.: Wahn als selbstdurchkreuzte Intentionalität. In: *Blankenburg, W., Bühler, K.-E.* (Hrsg.), Intentionalität – interdisziplinär. Tagung am 22./23.9.1989 in Marburg (i. Vorb.)
Wyss, D.: Beziehung und Gestalt. Vandenhoeck & Ruprecht, Göttingen 1973
Zeil-Fahlbusch, E.: Perspektivität und Dezentrierung. Königshausen & Neumann, Würzburg 1983
Zutt, J.: Auf dem Wege zu einer anthropologischen Psychiatrie. Springer, Berlin-Göttingen-Heidelberg
Zutt, J., Kulenkampff, C. (Hrsg.): Das paranoide Syndrom in anthropologischer Sicht. Springer, Berlin-Göttingen-Heidelberg 1958

人間的な営為としての出会い，出会いの障害としての妄想
パースペクティヴ引き受けの精神病理

ヴァルター・フォン・バイヤー

序

　出会いという概念を幻覚妄想症候群の精神病理学において有用なものとする試みを続ける過程において[注1]，私は1978年にフベルトゥス・テレンバッハのための記念論文集の中で，現象学的人間学的用語である出会いを，相互作用的対人関係といういくぶん無人称的な用語から明確に区分しようとした。その際，私は D.v.ウスラーの考えに依拠しつつ，出会いの歴史性ということに焦点を当てた。すなわち，出会いは，出来事としての性格をもち，フロイトの言う「転移」と同様に，過去を新たに再編し，未来にたしかな見通しをもたらすような事象であって，人と人との間の単なる関係以上のものなのである。言い換えれば，出会いとは，マルティン・ブーバーが言うところの，我と汝へと分割できない間（あいだ）を構成するような人格的相互性の実存的凝縮なのであり，我々というものの展開であり，またその我々において我々に共通するものの展開なのである。このような意味でのある種の関係としての出会いは，人間学のキーワードに特有なあいまいさを免れないとしても，しかし，精神療法において，あるいは一般に精神病患者と関わろうとする場合に，患者に何が欠けており，何が滞っているのかを解き明かしてくれるものであり，何が修復されるべきなのかという目標を示してくれるものである。私は，妄想において――妄想的性格を帯びた幻覚，自我障害（K.シュナイダーの一級症状），脳器質性の基礎をもつ多様な妄想および幻覚（たとえばアルコール症やてんかんの患者で出現する），さらに統合失調症以外の患者の妄想においても――この理念型としての歴史的・生活史的な出会いの構造が変形しており，この変形が進めばその出会いの構造が崩壊することもあると考えている。妄想におけるこうした経験は，精神病理現象として完全に操作的に取り扱えるようなものではなく，身体と意識に直接与えられるものである。いまでも私はそのように考えているのである。出会いの現象の精神病理学への第一歩として，私はかつてユルク・ツットの言う「現われ出る

身体」という考え方を参照したことがある(注2)。以下において私は，二つの観点から訂正と追加を行なうつもりである。

「シナプス的身体」

1．身体存在（ライブザイン）が体験されるあり方，身体存在が生きられるあり方を論じたツットの人間学において，現われ出る身体および担い支える身体の両者の基底には，物体的身体存在（ケルパーザイン）という隠れた構造が存在しているとされる。現象学的な方向づけをもった人間学者の一部の人たちは，この物体としての身体を，言わば「見下す」ようにして，あまり意味がないものと見なしており，そうでないまでも，それを自然科学的にはとらえることのできない身体存在と対立するものと考えている。しかしこの物体的身体存在は，身体存在という現象の隠れた側面であり，身体存在を存在可能とする根拠にほかならない。そうした根拠は，実際，現象学的にはそれ以上規定することができず，形態学的，物理学的，化学的方法によって部分的に解明可能ではあるが，しかしその全体をありのままにとらえることは不可能である。今日の我々の知識によれば，人間がその存在を意識的に体験しながら存在するという事実は，物質的基体としての中枢神経のシナプス的構造に主たる根拠をもっている。ただしここで，別の構造をもった身体のさまざまな器官や機能系，たとえば内分泌系や循環系が生体の維持において重要な役割を果たしていることも忘れてはならない。とはいえ，部分によって全体を象徴的に示すとするならば，隠れた身体のことを「シナプス的身体」と言ってもかまわないであろう。後でまた詳しく述べることであるが，向精神薬の作用には，抗精神病性の特異的安定効果と，全般鎮静的で覚醒度を制限するような効果の二つがある。後者の効果は，精神病そのものに対しては副次的な意味しかもたず，薬理学的に見て作用の程度は限定されている。これとは対照的に前者の効果は，いかなる病因によるものであれ，あらゆる幻覚妄想症候群に対して治療の武器として利用できるものである(注3)。このような事実は，向精神薬によってしか到達しえないシナプス的身体という領域が存在することを，間接的にではあるが，まぎれもなく証明しているのである。

2．出会いの学説をさらにまったく別の方向から深化させ，補ってくれるのは，これまで精神病理学の領域ではほとんど注目されず，議論もなされなかったパースペクティヴ引き受けという問題である。この問題については，

近年,社会認知心理学と発達心理学において精力的な議論がなされるようになっている(注4)。

パースペクティヴ引き受けの問題について

1970年代以降,特にアメリカの発達心理学と臨床心理学の研究者たちは巧みな研究手法を用いてこの問題に取り組んできた。そうした動向の出発点となったのは,事物と人に関する子供の知的能力の発展を扱ったピアジェのさまざまな研究であったが,さらにアメリカの重要な社会哲学者 G.H. ミードの著作もこの動向を勢いづけた。ミードは社会的認知過程における「役割引き受け」ということに着目した。この役割引き受けを通じて,パースペクティヴの相互的な交換がなされ,他者の位置からのパースペクティヴが,象徴的に言えば,自分のものとして引き受けられるのである。こうしたことが可能であるからこそ,共有の知識が発生し,共同の行為が為されるのである。またこう考えることによって,人と人との間の相互了解の過程も従来よりはっきりととらえることができるようになる。役割引き受けという用語に代わって,より適切な用語である「パースペクティヴ引き受け」という言い方が次第に定着してきているが,これに伴い必然的にパースペクティヴの概念自体も視覚的・空間的な狭い意味から,立場に依存した状況判断という,より広い意味へと変化しつつある。パースペクティヴ引き受けという事象の基盤をなすと想定される三つの基本的なことがらをゴイレンは明示している——。1.主体は何らかの状況認識に基づいて行為する。2.主体はある心的操作を行ない,すでに与えられている状況の知覚の構造を組み替えて,ある特定の他の主体がいる位置からのパースペクティヴにおける状況の知覚と一致させることができる。さらにゴイレンが特にとりあげているのは,3.状況から他者の状況パースペクティヴを再構成することによって,その他者の行為がどのように方向づけられているのかを推論することができる,ということである。ゴイレンによれば,この想定は,たしかに多くの場合において適切であり,十分でもあるのだが,すべての場合において十分だというわけではない。というのも,主体ないし自我の利用できない情報を「他者」が所有しているという場合があるからである。だとすると,パースペクティヴ引き受けとは,構成ないし投企を行ないつつ主体が現実へと徐々に近づいていくことにほかならない。現実と完全に一致することはないにしても,現実との完全な一致を目指して訂正し改善していくことは原理上どこまでも可能なので

ある。このように考えるのであれば、他者了解というような本質的にまだ解明されていないことがらは議論する必要がなくなり、他者了解をめぐってなされているさまざまな説明の試み、すなわち感覚論、情動論、行動心理学から、あるいは規範という側面から行なわれている説明の試みは余計なものだということにもなる。パースペクティヴ引き受けの問題について心理学的研究は実態的生成と個体的生成という二つの面からアプローチを行なっている。実態的生成の側面について知られていることは、パースペクティヴ引き受けがさまざまな心理層において起こりうるということである。つまりパースペクティヴ引き受けは認知的なレベルで行なわれるばかりではなく、その個人の情動、態度、志操に応じて、さらにまた支配的な道徳的表象とも緊密な関連をもって成立するのである。個体的生成の側面については、パースペクティヴ引き受けの能力の発達と成熟が研究対象となる。しかしこの点に関しては、今のところ、著しく異なる見解が互いに対立している状況にある。生後1年までの言語習得以前にパースペクティヴ引き受けの基礎は固まっていると考えている学者が一方にいるが、他方では、5歳ないし6歳以降、すなわちフロイトの言うところの潜伏期になってはじめて、本来のパースペクティヴ引き受けが認められると考えている学者もいる。こうした見解の相違は、用いている方法の違いに基づくものであろう。つまり、乳児を対象に人間生態学的観察を行なうのか、より年長の子供の言語的コミュニケーションを分析するのか、という方法の違いによって見解の相違が生じているものと思われる。これはパースペクティヴ引き受けの水準の違いということにも帰着する。たとえば、比較的高等な動物においても、交尾、子育て、遊びといった状況では、原始的非言語的な形で相手の立場を考慮するということが行なわれていると見なすべきだという主張は可能であるし、多分その通りである(注5)。いずれにしても、これまでの発達心理学的な研究の成果として確認できるのは、パースペクティヴ引き受けには成熟と分化のさまざまな段階があって、そこには中枢神経系の生物学的成熟と学習による鍛練という二つの因子が介在するはずであるということである。実態的生成の面においてもう一つ重要だと思われることは、道徳的規範を考慮に入れた研究によって「他者の普遍化」という現象が理解しやすくなったということである。他者が普遍化されるということは、それぞれの者が、それぞれの相手の道徳的もしくはその他のパースペクティヴだけではなく、集団全体がもつそうしたパースペクティヴによっても方向づけを受けるということにほかならない。つまりパースペクティヴ引き受けは、実存論的人間学的な言い方をするならば、個

人的な我と汝の関係においてのみ成立するわけではなく，ハイデガーの用語である「ひと（世人）das Man」との間にも成立するのである。日常の多くの場面では，そこにいるパートナーは，一般的な「ひと」と同じように，共通の状況を見て取り，判断し，それに基づいて行動すると考えてさしつかえない。精神病理学への関連を先取りして言っておくならば，ブランケンブルクが特定の寡症状性統合失調症において間主観性の不全様態として現象学的に画定した自明性喪失という事態が起こるのは，まさにこの点においてである。パースペクティヴ引き受けという概念をめぐる心理学的相互作用論的研究の成果をもう一つだけ最後に挙げるとすれば，フロイトやメラニー・クライン等のようにいくつかの心的審級を仮定する精神分析の自我心理学と，現代心理学の社会認知論的な考えとを統合する試みのことを言っておかねばならない。この試みがすでに満足すべき結果をもたらしたと主張するつもりはない。それでも，社会化の過程で個人の内的および外的な関係を越え出るような審級が発生し，存続するのだという見解は次第に支持されるようになっていると思われる。その審級は，多くの場合，二つの極をもつと見なされており，一方は自己または自我 ego と呼ばれ，他方は他者または他我 alter ego と呼ばれている。このことについては，妄想についての精神病理学的経験をふまえた上で，もう一度詳しく述べることにする[注6]。

妄想とパースペクティヴ引き受け

いかなる妄想もパースペクティヴ引き受けの誤りや失敗に基づいているということを，私はここであえて主張し，その根拠を示してみたい。精神病理学において妄想と呼ばれているすべてのもの——性格因性・状況因性の関係妄想から器質的な原因をもつさまざまな妄想に至るまで——において，グラッツェルによって明らかにされた「擬似的な親密さ」という現象が例外なく見いだされる[注7]。グラッツェルによれば，この現象は妄想性という事態の存在を示す本質的標識の一つである。「擬似的な親密さ」とは次のようなことがらを指している。すなわち，妄想患者はその妄想的確信の中で周囲の観察者——自分に関与しない者であれ自分に援助を提供する者であれ——と一致した状況判断にしたがっていると思い込んでいる。だが実際には，妄想患者はまったく独自な，移譲不能な状況理解に基づいて行動しているのである。患者はそうした状況理解を支えとしているが，観察者であるパートナーはその状況理解を引き受けることができない。なぜなら，間主観的な基礎づ

けをもつパートナーの視点からすれば患者の状況理解は，転倒し歪んだパースペクティヴ引き受けに基づいているからである。妄想患者は，観察者が患者と同じ妄想的確信を当然共有しているにちがいないと見ており，両者の間に強い親密さ，親しさが存在するかのように思い込んでいる。しかし実際には，状況に対する両者の見解，すなわち両者のパースペクティヴは互いにくいちがっており，互いに相容れないのである。こうしたことがらを指して「擬似的な親密さ」ということが言われているのである。ところで，統合失調症における多くの——おそらくは大部分の——妄想，敏感関係妄想患者の妄想，器質性の原因をもつ多くの妄想に関して言えば，それらの自己関係づけ的な妄想内容，すなわち個人としての他者や集団としての他者に対する妄想的な関係づけについても，パースペクティヴ引き受けの誤りという言い方が当てはまる。そうした他者のパースペクティヴにおいて——と患者は思い込んでいる——患者は，監視や支配のただ中に置かれ，たいていは批判的侮辱的な注釈にさらされ，さらにはときに生命をおびやかすような追跡を受けているなどと妄想するのである。つまり患者は，他者の多様なパースペクティヴのうち，もっぱら自分自身に向けられたパースペクティヴだけを引き受けてしまうのであるが，そのような偏ったパースペクティヴは日常的な生活世界では通常不適切なものであり，警察に追われている犯罪者や反体制活動家のようなごく例外的な場合にのみ正しいと言えるものである。妄想患者自身は，この誤って引き受けたパースペクティヴに対してほとんどまったく抵抗を示すことはなく，結局のところそれを甘んじて受け入れるという受動的な態度をとる。患者において能動的と言えるのは，相貌認知的な感受性が過度に高まっているために，たまたまその状況に居合わせたパートナーの様子の中に，不審者を監視するような表情あるいは悪意に満ちた表情の特徴を探りあてるという点においてのみである。われわれはこうした事態をヤンツァーリクにならって「印象の氾濫」と呼ぶ[注8]。この現象は，今までの議論からすると，偏ったパースペクティヴ引き受けによって引き起こされているようにも思われるが，むしろ別の独立な機序によって相貌的な特徴に対する感受性亢進が発生し，そこから何らかの循環過程を通じて，誤ったパースペクティヴ引き受けとの間に結びつきが成立したと考えることも可能である。たしかに臨床経験からすると，妄想においてパートナーの役をつとめるのは必ずしも実在の人物ではなく，そのようなパートナーが幻覚——多くの場合，幻声または作為的身体感覚（身体の作為体験）——によって創造されるということがしばしば起こるのである。しかし，妄想世界の内部で幻覚性の投影が生

じょうとも，パースペクティヴ引き受けの誤りという原理については何ら変更すべきことはない。なぜならこうした患者においても，真正なる出会い，すなわち対人世界の内部での相互性に基づく出会いは，依然として誤ったパースペクティヴ引き受けによって覆い隠され，あるいはそれによって置き換えられているからである。そのような真正なる出会いが認知および情動の面で妄想的な見かけの出会いとどのように異なっているのかという問題について，私は，特に相互性欠如の現象ならびに無名性および秘匿性ということに焦点をあてながら詳しく論じたことがある（ので繰り返さない）。ここで私がもう一つだけ試みたいのは，妄想患者の側に見られるパースペクティヴ的立場の転位を概念図式の形で明示するということなのであるが，しかしその前に，私自身が観察したある症例を紹介しておきたい。それは精神病理学的にとりたてて特別な症例ではないが，しかしこの患者の妄想は，内容の空隙と経過の中断によって著しく断片化している一つの内的な事象の流れとしての妄想のあり方を，われわれにはっきりと認識させてくれるのである。

20年近くにわたって私が定期的面接と投薬を行ないながら経過をみている内因性精神病の症例である。慎重を期して非定型な精神病と言っておくが，どちらかと言えば明らかに躁うつ病に近い症例である。というのも，現在40歳を少し過ぎたこの女性患者は，十分に社会適応しており，周囲から有能な教師だと認められており，同居している老齢の両親との関係も良好で，統合失調症を示唆するようなところはどこにも感じられないのである。統合失調症でしばしば使われる自閉，ひねくれ，空虚，感情平板といった形容は，彼女の普段の様子にはまったく当てはまらない。およそ20年前彼女は文学部卒業を目前にひかえた24歳の学生であったが，失恋の体験の直後，はじめて重篤な精神病状態に陥り，性的心気的な内容の罪責妄想に襲われ，このときはかなり危険な状態とも見えた。彼女は妄想的に，自分は性病にかかっており，それが他人にも伝染しており，自分は周囲の人たちから道徳的に忌み嫌われている，と主張した。この精神病状態は電気ショック療法と抗うつ剤および神経遮断薬の投与とを組み合わせた治療によって急速に消褪し，その後困惑状態が見られたが，それも短期間で終息し，これほど重篤な状態に再び陥ることはその後なかった。それから数年の間，彼女は教師として問題なく仕事をしていた。しかし彼女と同じく精神の病をもつある男性との間に恋愛関係が生じ，これがうまくいかなかったことから，彼女は再び抑うつ的な症状を示すようになった。彼女は自らリチウムと抗うつ剤を用いて積極的に治療を行なっており，おそらくこの効果のため

に，明確なメランコリー状態の出現は抑止され，軽度の抑うつとときおり見られる軽躁との間の気分変動のみの比較的穏やかな経過をとっていたのである。しかし被害関係妄想が短期間のエピソードとしてときおり出現することは防ぐことができず，この期間には妄想と結びついて幻聴が存在することもおそらく間違いない。幻聴の声は，聞こえてくる方向がある程度決まっており，「上からと後ろから」だという。この幻声と，妄想的に解釈される学校の生徒や教師の行動は，彼女を監視し，軽蔑し，排除するものであり，彼女が不道徳な生活にふけるようになったことを責め，教育者として不適格だと非難するものである。こうしたエピソードは，発病時の重篤な精神病状態の数年後にはじめて出現し，年によっては頻回に，しかし通常は年に数回程度現われていた。そうした際には，絶望感が強く，教育者として生きていくことはもう絶対に無理だと言うのであるが，少量から中等量の高力価の神経遮断薬（ブチロフェノン誘導体）を服用することには同意し，服薬をはじめると妄想や幻覚は3～4日で消え，自分に対する非難だと感じられたことがらもばかげたことと思えるようになり，まもなく学校での勤務を再開するのである。勤務を休むのはごく短期であるので，職場が学校であったこともあり，周囲の人たちに彼女の変調は気づかれなかった。こうした精神病性エピソードを私はフランスの精神病理学にならって「錯乱発作」と呼びたいと思っている。それは「突風」のごとき妄想の襲来であり，急に訪れて直ちに去っていくのである。治療にはよく反応し，神経遮断薬の抗精神病性の効果を目のあたりに確認できるであろう。しかしながら，関係妄想や幻覚として精神を侵す精神病症状にしても，空隙を伴わないわけではない。長年にわたる助言者としての私と，思いやりをもった両親だけは，彼女の妄想の対象とはならず，依然信用すべき者と見なされ，頼りになる味方という役割に疑いがさしはさまれることはない。相互性に基づく現実的な出会いの構造は，幸いなことに，観察者にして助言者である私と肉親である両親に関しては，何ら変化することなく存続し，妄想の侵入を免れているのである。そのような空隙が生じることは，他の妄想精神病の症例でも観察できることであり，むしろその方が普通であると言ってもよい。この世の一切のものから脅かされるというようなことが起こるのは，コンラートが「トレーマ（戦慄）」と名づけた内因性妄想性精神病の初期の漠然とした妄想気分に支配された状態においてのみである。このトレーマの時期には，患者に対してすべての物事，すべての人が怪しく見え，脅威となり，ありとあらゆるものが不確実となる。しかしそうした体験が妄想として固定化し分節化しはじめるとともに，空隙と中断がはっきりと現われてくる。そしてまさにそうした空隙や中断によっ

て、妄想世界の中へ治療者が精神療法的に立ち入ることが可能になり、容易にもなる。私はいつもいぶかしく思うのであるが、このような形で著しい——ときには劇的な——治療の進展が得られるということに対して、臨床心理学はこれまでなぜかほとんど注意を向けていない。

　臨床心理学は今日、社会認知論的パースペクティヴ研究という洗練された手法を獲得し、妄想や言語性幻聴の消失のしかたやその条件をいつでも精密に調べることができる立場にあり、また当然それが要請される立場にもある。そうしたことがなされれば、そこから治療への示唆も得られることになり、さらに精神病の精神療法と社会療法の効果を、臨床的観察だけに頼ることなく、より客観的なしかたで評価することも可能になる。妄想体験に今述べたような空隙が生じたり、妄想体験が唐突に崩壊したりすることが起こるのは、薬物療法が行なわれているときに限られるわけではなく、治療を行なっていない場合にも、また精神療法や社会療法だけが行なわれている場合にもありうることである。とはいえ、神経遮断性向精神薬の抗精神病作用——私はむしろ特異的安定作用と言いたいが——それ自体については、いまや疑うべき点は何もないのであって、そうした薬剤が臨床的に多数の症例に繰り返し実験的に使用され、そこでその薬剤の作用が確認されるという手続きは許容されて然るべきである。というのも、そうした作用をもつ薬剤は、治療上欠かせないし、その他のもので置き換えることもできないからである。むしろ、無投薬でなされる治療というものが今日において許されるべきかどうか、また実験として試みるに値すると考えてよいかどうか、ということの方が問題になってきているのである。

　ところでここに紹介した私の患者においてもう一つ注目される点は、繰り返し現われる「錯乱発作」が、先行する抑うつ性気分変調との間にはっきりとした規則的関連をもっていないということである。逆にまた、発作後に精神的秩序が回復した後すぐにいつでも完全に愁訴が無くなるわけではなく、しばしば何らかの抑うつあるいは気分変調の傾向が残遺し、かなり時間をかけて消えていくということも観察された。

誤ったパースペクティヴ引き受けの際に生じる人称転位の図式的提示の試み

　この試みの前提として次の仮説が必要である。すなわち、個体としての人間のうちにはいくつかの「自我審級」が存在し、心理学的および精神病理学的に何らかのはたらきをもっているという仮説である。主体の内部に存在するこの自我審級は、人間に生まれつき備わっているものかもしれないし、あ

るいは生まれたあとで発生したものかもしれない。いずれにしても，何らかの自我審級が存在するということを仮定しなければ，これからここで行なう試みは成立しない。さて自我審級なるものが認知されたとして，その場合(ただしフロイトの精神分析は除く)，すでに指摘したように，それは自己と他者（自我 Ego と他者 Alter）という二つの極をもつと見なされるのが通例である。そうした場合，自我と他者の関係は，意味を充填された相互性として理想化されることになる。しかしここではその関係を，非現実的なものではなく，出会いという現実的なものとしてとらえておきたい。自我は共感を介して他者と情動的に結びついている。あるいはまた敵対関係という形で情動的に結びついていることもある。いずれにしても自我は意味のある「間（あいだ）」を介して他者と結びつき，我々 Wir というものを形成する。他者と自我は実在の外部空間において出会う。しかし外部空間に限らず，また空想や想像の中でも，回想の中でも，未来への期待や恐れの中でも，他者と自我は出会っている。その意味で，自我と他者は歴史的に相互に関係しあっており，生活史の流れの中で生じる関与や無関心，受容や拒否といったさまざまな段階を通じてつねに何らかの関係の中にある。ところが妄想においてはこの自我と他者の関係が解体するのである。その代わりに単なる支配の関係，すなわち他者によって支配されるか，他者を支配するかという支配の関係が現われる。そしてさらに，この被支配と支配の関係に引き続いて，たいていの場合，被害，追跡，生命の脅威などをはじめとする厭わしい内容の体験が析出してくる。あるいは逆に，比較的まれではあるが，誇大的多幸的な内容の体験が析出してくることもある。監視し支配するという自我機能は，S.フロイトによって検閲と呼ばれていたが，G.H.ミードの社会心理学的省察においても主体内の独立な審級として取り扱われている[注9]。われわれは，象徴的図式による提示を容易にするために，この機能を「中立者 Neuter」(ラテン語で「両者のいずれでもない者」の意味）と名づけることにする。関係妄想においては，中立者が自我 Ego（自己 Selbst）の位置を占め，自我は他者の位置を占める。他者は，完全に抑圧されてしまうか，もしそうでないとすれば，中立者の位置へと押しやられる。このことを抽象的な言葉で，しかし精神病理学の経験に即した形で言い換えれば，共感的・反感的な自我他者関係，あるいは少なくとも受動的・能動的と言うべき自我他者関係が，自我と他者の間に発生した支配関係によって抑圧されている，ということになる。社会化の進行が正常に行なわれていれば，比較的強力で安定的な自我他者関係が形成され，この関係は出会いにおいて頂点に達するのであるが，関係妄想が生

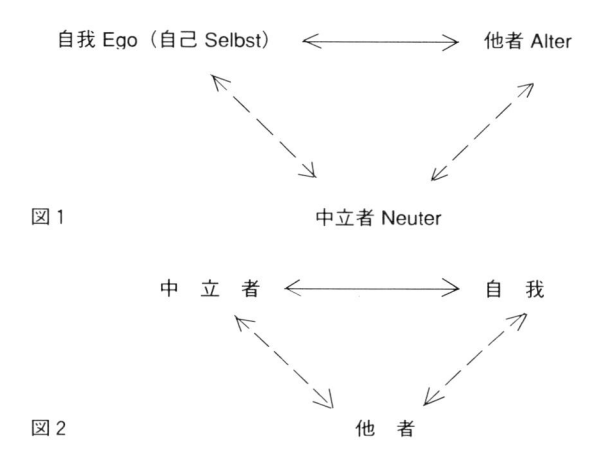

```
自我 Ego（自己 Selbst） <----------> 他者 Alter
            ↖           ↗
              ↘       ↙
図1          中立者 Neuter


中 立 者 <----------> 自 我
            ↖           ↗
              ↘       ↙
図2             他 者
```

じている場合には，この自我他者関係が力を失い，円滑に機能しなくなり，相互的支配という力の関係によって制圧されていると考えられる。このことを図示してみたい。図1は正常の場合であり，自我と他者の間の相互関係は実線で示され，支配の審級である中立者と自我および他者との間の相互関係は破線で示されている。破線は実線よりも関係が弱いことを示している。妄想の場合（図2）には，自我の場所に支配の審級が入り込むことによって，支配の審級である中立者と（他者の位置へと追いやられた）自我との関係が相対的に強くなり，その他の関係に対して優位となり，妄想知覚や幻覚のうちに存続するようになる。本来，自我と他者の出会いの構造は社会化を通じて基本的信頼や（派生的）信頼という形をとってかなり強く習慣化しているのであるが，このように支配の審級が強大化してしまうと出会いの構造は失われることになる。支配の審級は，たいていの場合，不安や不信，さらには攻撃性あるいはマゾヒズム的忍従といった陰性の感情を呼び起こすものであり，したがって少なくともある程度は感情的欲動的な負荷を帯びているはずである。ところが，臨床経験によって知られているように，自分が監視され支配されているという妄想がある場合，あるいは相貌に対する感受性が高まって自分がすべてを支配しているという妄想がある場合に，その体験は意外と言えるほどわずかな感情負荷しか帯びていないということがありうる。そうした体験に対して患者がかなり無関心だという印象を受けることもしばしばある。さらに付け加えておくが，妄想において自我の位置から他者の位

置へと押し込まれた自我（自己）は，本来の出会いの対象であった他者との間に，もはや強い関係を結べなくなっているものと思われる。そしてまた支配の審級である中立者も，本来の位置から追い出された他者との間に，もはや強い関係を結ぶことはできず，相貌化のうちに実行される不十分な逆支配という形での弱い関係を結びうるにすぎない。こうした自我審級間の相互関係のすべてを統御しているのはパースペクティヴ引き受けの原理である。パースペクティヴ引き受けの原理は，一般には，自我 Ich を超越する「自我と共同世界との関係」の内在化に関わる原理であるが，ここでは自我審級間の相互関係を統御する原理となっている。支配の審級である中立者と自我 Ego（自己）および他者との関係においてもパースペクティヴ引き受けの原理が成立するからである。ちなみにこのことを最初に示したのは G.H. ミードであった。

　最後に考えてみたいのは，現代の社会心理学と発達心理学によって系統的操作的あるいは実験的にさまざまな重要な研究の企てがなされているパースペクティヴ引き受けの問題が，出会いという概念とどのように特異的に関わっているのかということである。これはある意味で心理学や臨床の領域を越えた問題とも言えるが，私は次のように考えている。出会いはパースペクティヴ引き受けを基礎とし，パースペクティヴ引き受けを前提としてはいるが，しかし出会いが成熟した形をとる場合には，出会いはパースペクティヴ引き受けを超越する，すなわちそれを越え出るのであり，その意味で出会いはすぐれて人間的な営為なのである。パースペクティヴ引き受けとは，学習機構を通じて社会化の過程において獲得される能力であり，自分以外の個体や集団との間の相互作用を達成する能力である。これに対して，出会いとは，パースペクティヴ引き受けがときによって成立したりときによって不成立に終わったりするという個々の過程を理念的に言い表わした語なのである。この過程は愛と憎悪の中で相互存在の歴史性を構成していく過程であり，その意味でこの過程は，言わば機械論的な——動物や未熟な段階にある幼児についても有用であるような——相互作用モデルでとらえられる範囲を越えている。我々は次のように想定してよいだろうと考えている。すなわち，出会いにおいて頂点に達するパースペクティヴ引き受けは，その根底において，信頼（エリクソンの言う「基本的信頼」）を前提にしているものであり，しかもつねに新たに信頼を作りだしていくものであると考えられる。私はここで改めて確認しておきたいのであるが，妄想において起こっていることは，失敗した出会いあるいは代用的な出会いなのである。すなわち，妄想

患者は見かけの上の出会いをもって（失敗し不成立に終わった本来の）出会いの代用とするのであるが，それで事足れりということにはもちろんならないのである。そして，今までの議論ですでに明らかになったと思われるのだが，妄想においては出会いが支配関係によって代理されているのであり，その支配はやはり交互的な様相を示す。すなわち，実在の世界の事象を根拠に支配されていると思い込む場合と，相貌化の氾濫（ヤンツァーリク）という体験の中で自分がすべてを支配していると思い込む場合という交互的な様相が見られるのである。支配は信頼と対立するものであるが，何らかの状況においては，「支配が信頼に優る！」と言ってよい場合もある。私は，個別の他者ではなく一般化された他者である社会組織に対しては支配や監視という関係を許容せねばならないし，私自身に対しても自己批判という意味でそうした支配や監視の関係を保持していく必要がある。しかし支配関係というものが，信頼に基づく出会いの構造ほどには，強く習慣化されていないということは明らかである（敵対する者に対しても，使用される闘いの方法の適正さについての信頼や，見解が一致しないということについての見解の一致ということへの信頼が存在するという意味で，出会いがなされている）。ところで，「信頼」という語は，パースペクティヴ引き受けに関する発達心理学や社会心理学の文献にはほとんど見当らない。というのもこの語は，操作的に取り扱うことが困難な人間学的なキーワードであって，科学を志向する心理学者にとってはできれば使用したくない語なのである。ツットもすでに指摘しているように，この語は，精神医学の教科書やハンドブックの索引を探してもやはりほとんど見つからない。いずれにしても，出会いは，信頼をもちながら未来へ投企するということがなければ不可能であり，妄想における見かけの上の出会いは，たいていの場合，根源的な——首尾一貫して保持されることは稀であるにしても——不信によって性格づけを受けている。パースペクティヴ引き受けという概念を人間学的に理解しなおすことによって，信頼ないし不信というものが中心的問題として浮上する。私の見るところでは，こうした方向は，依然として，精神医学には不可欠と言ってよいし，精神病理学の理論にとっても，なくてはならないものなのである。

要　約

　いかなる原因によるものであれ，妄想というものは，それまで社会化の過程で蓄積されてきたものに根本的変動を生じさせる。

社会認知心理学が確立したパースペクティヴ引き受けという概念は，次のような想定を導く。すなわち，現実が妄想的に曲解されているとき，外部の他者および内面化された他者を，特殊なしかたにおいて，とらえそこなうということが起こっている。たとえば，現実には存在しない交互的な支配機能を他者が所有していると考えたり，圧倒的な力をもつ支配が実在の他者から自分に対してなされていると感じ，たいていの場合は，これを自分に対する侵害として受け取る。このとき患者は，自分が，不信をもって他者を観察している者の役割に押し込められていると感じている。このようにして，本来は固有の権利を主張するはずの出会いの構造が，解体ないし抑圧されることになる。相互の協調によって成立していた出会いの構造——通常は，信頼を可能にする社会化の過程を通じて肯定的に支持されていたもの——が，被支配と支配という否定的なものへと反転する。この反転は，パースペクティヴ引き受けの誤り，他者の立場に自分を置くことをなすしかたの誤り，したがってまた自分がすべてを支配しているという形で自分の立場性をとらえそこなうという誤りによって起こる。ただしそういった誤りが完全に首尾一貫しているという例は，ごく稀にしか見られないものである。しかしいずれにしてもそうした誤りがつねに出会いの構造の反転を生じさせるという意味において，本節の最初に記したように，妄想の形成が，それまで社会化の過程で蓄積されてきたものに根本的変動を生じさせると言うことは正当であると思われる。この変動は，出会いという人間的営為の障害なのであるから，原理的には可逆的なものであり，多くの場合，空隙と断絶を有している。この変動に対して，隠れたシナプス的身体の側から治療的介入を行なうことが可能である。この事実は，しかし，非生物学的な治療がこの人間的営為の障害に有効に作用し，治癒をもたらすという可能性を否定するものではない。そうした非生物学的治療は，抗精神病薬による薬物精神医学的治療と比べて，たいていの場合，速効性はないかもしれないが，おそらく，より持続的な効果を示すのである[注10]。

注

1. von Baeyer, Walter: Der Begriff der Begegnung in der Psychiatrie, in: Wähnen und Wahn. Stuttgart 1979 (erstmals 1955); von Baeyer, Walter: Über die Bedeutung psychiatrischer Schlüsselwörter, in: Leib, Geist, Geschichte, Brennpunkte anthropologischer Psychiatrie (Festschrift für H. Tellenbach) Heidelberg 1978.
2. Zutt, Jürg: Über verstehende Anthropologie. Versuch einer anthropologischen Grundlegung der psychiatrischen Erfahrung, in: Psychiatrie der Gegenwart, 1.Aufl., Band

I/2, Berlin-Göttingen-Heidelberg 1963.
3. von Baeyer, Walter: Zur klinischen Erprobung der Psychopharmaka, in : Anthropologische und naturwissenschaftliche Grundlagen der Pharmako-Psychiatrie, hrsg. von Achelis und von Dittfurth, Stuttgart 1963.
4. この点については入門的論文としてD.Geulen: Soziales Handeln und Perspektivenübernahme, im gleichnamigen Band, Suhrkamp Wissenschaft 348, hrsg. von D. Geulen, Frankfurt a. M. 1982.を参照。
5. この点については Ploog, D.: Soziobiologie der Primaten, in: Psychiatrie der Gegenwart, 2. Aufl., Bd. I/2, Grundlagen und Methoden der Psychiatrie, Berlin-Heidelberg-New York 1980を参照。その504頁において、チンパンジーには先取り的社会的相互行為が認められるということも指摘されている。
6. Noam, G.と Kegan は以下のように書いている。「相互作用論的な見方からすると、自己というものは、同化し順応しようとするその個体と構造化しようとする環界の両者の共同作業によって構成された一つの現実である。精神の内界と個人の外部の世界が二つの極となって、この両極の間でなされるただ一つの過程のせめぎ合いのうちに現実が発生するのである。したがって、自我構造は、自己および他者を包含するのであり、自我とは、対象と関わる自我にほかならない。」In: Soziale Kognition und Psychodynamik: Auf dem Wege zu einer klinischen Entwicklungspsychologie, in: Perspektivität und Interpretation, hrsg. von Edelstein und Keller, Suhrkamp Wissenschaft 364, Frankfurt a. M. 1982, S.422 f.
7. Glatzel, J.: Spezielle Psychopathologie, Stuttgart 1981, S.171.
8. Janzarik, W.: Schizophrene Verläufe, Berlin-Heidelberg-New York 1968, S.86 f.
9. Mead, G.H.: Geist, Identität und Gesellschaft, hrsg. von Morris, Suhrkamp Wissenschaft 28, Frankfurt a.M.1973, S.300 f.　Freud後の精神分析の代表者の一人である Ch.Menninger によれば、神経症と精神病は、ほかでもなく「自我のコントロール（制御／支配／監視）の障害（英語では dyscontrol)」であるという（Wyss D.: Die tiefenpsychologischen Schulen von den Anfängen bis zur Gegenwart, 5. Aufl., S.429 f., Göttingen 1977.から引用)。社会的支配と関係妄想についてはWieser, St.: Aspekte des paranoischen Mechanismus. Nervenarzt 40,101-106(1969), 社会化の過程における支配審級については M.Keller: Die soziale Konstitution sozialen Verstehens: Universelle und differentielle Aspekte, in: Perspektivität und Interpretation, hrsg. von Edelstein und Keller, Suhrkamp Wissenschaft 364, Frankfurt a. M. 1982, S.266-285.も参照。
10. 校正時の注釈。ここで私が仮説的モデルとして提唱した三者関係を、Nikolaus Schneemann はその教授資格論文(Gießen, 1983)において、交互的な対人的役割行動の問題としてとらえ、嫉妬妄想の例を用いて詳細に論じている（Über Eifersucht und Eifersuchtswahn, klinische, psychoanalytische und anthropologische Aspekte, zugleich eine Vorarbeit zu einer Analyse der Dreierbeziehung)。最近 Hermann Lang は、統合失調症の精神療法に関連して、その治療的二者関係を、治療関係および家族関係を越える形で「三極化」することによって補う必要があると指摘している（Strukturalanalytische Überlegungen zur Psychotherapie Schizophrener, Nervenarzt 58(1985)472-477)。二者対人関係モデルの背後に想定される自我審級の三者関係へと立ち戻ろうという本稿での私の試みは、その三つの自我審級のそれぞれの、世界・共同世界における相関物を現象学的にさらに厳密に解明していくという作業によって補完される必要がある。

パースペクティヴ性の病理

ヨハン・グラッツェル

　「パースペクティヴ性の病理」という題名は，さまざま問題を含み，不正確であり，ことばの上でも不純である。したがって，まず最初に，以下において何を議論するのかということを明らかにしておく必要があるだろう。

　パースペクティヴ（遠近法）主義とは，よく知られているとおり，哲学上の一つの見解である。それは，あらゆる認識がその個人の立場に依存すること，すなわち認識を行なう者のパースペクティヴに依存することを主張するものであり，立場によらない普遍妥当的な認識の可能性を否定しようとするものである。

　こうした意味でのパースペクティヴ主義，すなわち主観主義的認識論としてのパースペクティヴ主義は，たとえばニーチェにおいて見られる。ニーチェはパースペクティヴにかかわるものを生命の基本条件と呼んでいる。生命的な行為において存在するものはただアスペクトの個別化だけである。パースペクティヴ的な光学以外の光学などは考えることもできないし，実現不可能でもある。それゆえに人間は自然を確定することはできず，ただ自分自身を確定（feststellen――この語のもつ二重の意味において）できるだけなのである。ニーチェが1880年台に書き残したものの中に次のようにある。

　　「監獄の中。――私の目は，その視力がどれだけ良かろうが悪かろうが，ある範囲しか見ない。その範囲の中で私は動き生活している。この視野の限界は，私の大小の宿命のうち最も身近な逃れようのないものである。(中略)われわれの感覚器官の習慣がわれわれを感覚の欺瞞の中に幽閉する。それがまたわれわれのあらゆる判断と『認識』の基礎なのでもある。――現実の世界へと逃れ出ることはできないし，そこへの抜け道も存在しないのだ！　われわれはクモの巣のような網目の中にいて，その中でわれわれは何かを捕えることができるかもしれないが，そもそもわれわれの網に捕えられるようになっているもの以外は何も捕えることができないのである。」

　ニーチェは従来の人間像・世界像を，短縮されたもの，不適切なもの，あ

る誤った端緒から出発したものなどと考えているが，そうしたものにおいて彼が批判しているのは「病識を伴わないアスペクト硬化」である。われわれはクモの巣のような網目の中にいて，視野の限界はわれわれの大小の宿命のうち最も身近なものであるということを彼は述べている。他方ゲーレンは，われわれの知覚と認識がつねにアスペクト的なものであることを言い表わすのに「観点 Hinsicht」という概念を用いている。ゲーレンによれば，名詞と動詞の区別こそはまさに独創的な行ないである——

> 「なぜならば，ある事象またはある物を呼称する行為は同時にまた，明らかに，ある観点の選択でもあり，その観点は空想によって本質的なものとして言葉のうちにとらえられるのである．．．．。」

　世界と自分自身の認識の可能性と限界といったことは，認識論的パースペクティヴ論が主題として論じていることがらであり，それは精神病理学研究の対象とはなりえない。パースペクティヴ性の病理についてここで私が述べることは，そうした認識論上の問題と関わりあうものではない。

　心理学の上で重要な意味をもつパースペクティヴ性の概念は，全体性論の思想に依拠する知覚心理学において使用されている。以下においてわれわれはパースペクティヴ性をこの意味で理解することを前提にして議論をすすめることにし，パースペクティヴ性というものを認識および知覚のもつ何らかのありうる傾向として取り扱うことにする。すなわちニーチェのパースペクティヴ主義のようにそれを認識や知覚の基本原理そのものとして取り扱うことはしない。広い意味での知覚のパースペクティヴ的諸要素の変換，歪み，固着，喪失といったことが，パースペクティヴ性の病理についての考究の対象となる。

　精神病理学的に重要なパースペクティヴ性の障害の個々の現象形態を記載しようとするならば，少なくともパースペクティヴ性の心理学の術語の大まかなイメージをつかんでおく必要がある。射映 Abschattung とは，もともとの知覚においては与えられていない何らかのものを直観的に指示することをいう。射映されたものは，直観的には隠蔽されてはいるが，観察者にはそれが一つの全体へと補完されることになるのである。全体それ自体は知覚されず隠蔽されているが，その一部が知覚されるとき，全体を想像している観察者の目の中において，その知覚された個々の部分はある機能を果たすことになる。この機能のことを代示 Repräsentation と呼ぶ。直観的に隠蔽されてい

るものは，ある地点から見られるとき一つの全体として自らを提示するものであるが，隠蔽されたそれぞれのものに応じて存在するそうした地点のことを視点 Blickpunkt という。つまり，代示をなす個々の部分は，一方では直観的に隠蔽されているものを指定し，他方では視点，すなわち直観的に隠蔽されているものがそこから見れば自らを一つの全体として示すであろうような視点を指定するのである。知覚されたそれぞれのものと，それぞれの知覚を超越する空間とを統一して，原理的に知覚可能な空間の一つの全体へと至るとき，その統一のはたらきは地平 Horizont と呼ばれる。つまりグラウマンの述べるところによれば，「パースペクティヴ性の構造とは結局のところ（中略）地平の指定関係の全体のことである」。ある事態が何らかの知覚パースペクティヴからとらえられるとき，そのパースペクティヴはその事態の意義 Bedeutung を規定する。ユクスキュルがこのことを指摘したのは，彼が，ある環境の中である主体にとって何のはたらきももたないようなものは，またいかなる意義ももたず，したがってその主体によって気づかれることもないのだということを確認したときである。ロートハッカーはこれに関連して，気づくということがつねに「生命傾向」を有していることを述べており，だからこそ生物学的ないし実存的に有意義なものしか知覚されないのであるという。ゲーレンの言葉を借りれば，それぞれの関心のありかたにしたがって，それぞれの状況にしたがって，何らかのものが，それに適した観点において注目されるのである。したがって意義のある知覚とは選択的な知覚なのである。ある対象のいかなるアスペクトが機能的に重要であると知覚されるのか，つまり具体的な条件のもとでいかなる観点が選択されるのかということを決定するのは，気づくことを統制する規範 Normen，すなわちその個人の状態に根ざしたパースペクティヴ規範である。ある事態の意味が観察者に対して明らかになるのは，知覚されたものの個々のアスペクトが集積され，それらが，一つの全体へと補完されるような統一化の地平へ向けて行き先を指定され，そこへと収束していくことによってである。これを通じてはじめて，その対象は，知覚する者への何らかの要求という性格を帯びる。パースペクティヴ的知覚とは，このように理解される限り，ある種の志向的 intentional な行動である。

　パースペクティヴ性の病理についての研究は，心理学や了解社会学をはっきりと援用しているような人たちにおいてさえ，私の見るかぎり，わずかな数しか存在していない。該当するアプローチの一つをディルタイに認めることができる。幻覚と疎隔体験を例としてあげながら，彼は現実性の意識につ

いて起こりうる変化を明らかにしようとしている。患者において，言わば外部の対象を要請するところのもの——その対象が幻覚として彼に提示されることになるのだが——，そしてまた患者をしてついにはその幻覚の現実性に拘泥せしめるところのものは，いかなる意志行為もそこから自由ではありえないような「感覚圧力 Gefühlsdruck の負荷」にほかならないとディルタイは書いているが，これはつまり，幻覚を現実性の意識の変化として了解しようということであり，この変化のよってきたるところは，パースペクティヴ的体験の——あるいは体験のパースペクティヴ的形式を感覚 Empfindenと呼ぶシュトラウスにならうのであれば，感覚の——特殊な狭窄したあり方に求められるのである。

　共同世界の手がかり Nehmen-bei-Etwas ［＝何かにおいて（何かを）取得すること］についてのビンスヴァンガーの分析は，パースペクティヴ性の心理学と明らかに対応するような結論を導いている。それによれば，人どうしの一瞬の接触でさえ，一方の者に他方の者の何らかの印象を獲得させるものであり，このように印象を与え，ないし印象を獲得することをビンスヴァンガーは，何かにおいて取得されること Genommenwerden-bei-Etwas，ないし何かにおいて取得することと呼び，これによって相手の存在が人間存在の一つの可能性として認められることになると考え，これを「人間学的基本現象」と位置づけている。そうした手がかり（＝何かにおける取得）の多様な形態，すなわち表情，服装，姿勢，歩き方，一瞬の言葉づかい，などといったものは，「生物としての人間が人格としての人間のありかたをどのように獲得するのかという決定的に重要なさまざまな可能性」を制約している。さまざまなアスペクトにおいて他者は知覚されうるのであるが，その多数のアスペクトは「有意義性の関連の総体」を表している。言いかえれば，あるもののそれぞれのアスペクト，すなわちそれぞれの手がかりは，他者の関心を呼び起こすような，あるいは他者にとって注目に値すると見えるような，そのあるものの一側面なのであり，ここで，関心を呼び起こし注目に値すると見えるということは，そうした側面が，他者に対して，さらに別のアスペクトの知覚を行なうことによって印象を補完することを促しているということにほかならない。それはまた，そのものにさらに近づき，そのものをさらに自分に近づけるということでもある。それゆえビンスヴァンガーは，有意義性とは共同世界的な疎通の特別なあり方であると述べている。手がかりの形態がわずかな限られた数のものに固定してしまい，それらの中から具体的な生の状況に応じて適当なものを選択することが不可能になると，他者，まわ

りの世界、さらにはまた自分の人格についてのすべての知覚が歪み、それがまた別の歪みを生み出す。ここからついには精神病理学的な事態が出来し、自由喪失のさまざまな様式が現出することになる。

　コンラートとマトゥセックは、ゲシュタルト心理学を用いた知覚過程の分析に見られるパースペクティヴ論を明らかに継承しており、彼らはこれによって統合失調症の妄想、特に統合失調症性の妄想知覚を研究した。それらの論文はここで参照するまでもないが、そこにはパースペクティヴ性の精神病理の重要な概念がすべて登場してくる。たとえば、知覚されたものがアスペクト的強調をうけて、意義をもって体験される部分図として輪郭を浮き立たせること、目下の観点や生命傾向や志向的方向づけにしたがって、ある本質特性が他の本質特性よりも優勢になること、などである。彼らの論文はパースペクティヴ性の考想を最も首尾一貫した形で精神病理学的事態の記述に応用したものと言えるだろう。しかしながら、そこで記述される病的事態は、一般に知覚障害に含めることのできるようなものに限られている。

　ヴィスはパースペクティヴ論を特に統合失調症性の人格障害における自己・世界関係の記述のために用いた。彼は、人格を空間的パースペクティヴ的に基礎づけることの失敗というものが、一般的普遍的に応用しうる一つのモデルになると考えている。統合失調症においては「いまここで」というところへの固定が欠落しており、患者は個人としてパースペクティヴ的に自分を位置づけることができないため、内部と外部というぜひとも必要な区分が遂行されえないことになるのである。ヴィスははっきりとゲシュタルト心理学の概念を用いているわけではないが、統合失調症の解釈にも適用される彼のパースペクティヴ論的なものの見方はビンスヴァンガーよりはむしろコンラートの方に近い。とりわけコンラートが「乗り越え」というイメージを用いて描いたあの事態を思い起していただけばよいだろう。コンラートによれば、「乗り越え」はアポフェニーの段階ではわずかに、そしてアナストロフェの段階では完全に、遂行不可能となるのであった。

　これとは逆にテレンバッハでは、知覚心理学的研究の方向と一致するような形でパースペクティヴが取り扱われている。メランコリー親和型の人の特徴はある特殊な固定性にあるとされるのだが、その固定性とは明らかにゲーレンの言う意味での観点が一つないし少数のものに固定されることである。つまり、知覚されるもののいくつかの特定のアスペクトだけが有意義なものとして、したがって行動を指示するものとして、体験されるのである。メランコリー親和型の人は、パースペクティヴの欠損のうちに固定されているの

で，自分のもっている秩序を変換することが不可能となっており，観点や生き方が固定され，状況の意義も固定的に判断されることになるのである。

　本書の主題とも関連して，妄想に関する私自身の考えをいくつか最後に紹介させていただきたい。私の立場も，やはりパースペクティヴ性の心理学に端緒をもっている。しかし私の考えは，ゲシュタルト心理学のパースペクティヴ論に基づくものではなく，シュッツの了解社会学による考想，さらには解釈学的なパースペクティヴ性の原理に基礎を置くものである。

　私の見るところでは，妄想体験の本質的特徴は，妄想患者とその相手の間に，ある擬似的な親密さが形成されるということにあると思われる。患者はこの親密さを当然のものとしてそれ以上これを問題にしようとはしないが，相手のパートナーの方はこの親密さを共有することがどうしてもできない。擬似的な親密さの印象は以下のような事情から生じている。すなわち妄想患者は，まわりの人と一致した状況判断に基づいて行動していると自分では思い込んでいるのだが，実はまったく特異な状況理解にしたがっているのであり，そうした状況理解を患者は異様な確信をもって主張するのだが，それにもかかわらずまわりの人にはそうした状況理解は伝わりもしないし，受け入れられることもない。というのもまわりの人にとっては，どのような主題が問題になっているにしても，患者の自己理解への通路も，したがってまた患者の世界理解への通路も，閉ざされたままになっているからである。

　患者とまわりの人との間で，知覚に関しては異なるところはないと考えてさしつかえないだろう。樹木は妄想患者にとっても樹木であるし，交通事故も，お互い興味のあることがらについての会話も，患者はそのとおりに知覚しているはずである。ということは，患者もパートナーも同一の外界の情報を手にしているはずなのであるが，それにもかかわらず，まさにこの共通の情報を主題とする交渉においてある種の「話のすれちがい」が生じてくるのである。「パースペクティヴ性の現象学および心理学」（グラウマン）の考察もこのすれ違いを問題にしている。その基礎にある過程がどのようなものかということはせいぜい推測することができるだけであり，それを生物学的なものと考える人もあり，またそれを心理社会的なものと考える人もあるだろうが，いずれにしても何らかの理由で，妄想患者の側において，気づくことを統制する規範，すなわちその個人の状態に根ざしたパースペクティヴ規範が変化したのである。患者が見たり聞いたり，体験したり感覚したりすることがらは，パートナーが以前の経験と目の前で起きていることの知覚からして自明だと想定するような意義をもたなくなる。

周囲のものごとをそのときの状況に応じて素描する能力，したがって状況に応じて観点を変更する能力というものは，社会的方向付けのための必要条件である。ゲーレンは，観点を変更する能力という点にこそ人間と動物の違いがあるのだと言っている。マンハイムはそれを「本質上必然的な意味付けの変換という現象」と呼んでいる。ある一つの状況の意味付けについて，すなわちその状況からいかなる行為への示唆を引き出すかということについて，相互作用のうちにある二人のパートナーの間に不一致が生じたとしても，ただちにどちらか一方が他方を妄想患者ではないかと疑うということにはならない。さらに二人のどちらかが，自分の見解を訂正することを最初から拒んでいたり，あるいは自分は事態を正しく見ているのだという揺るぎない確信をもっている場合であっても，それだけでその相手は彼が妄想患者であるという推測をすることはない。決定的な点，そしてまたそれはわれわれをひどくいらだたせる点でもあるのだが，それは以下のことにある。すなわち，妄想患者はその不一致に気づかないか，あるいは，その不一致を指摘されたときには，患者は相手の無理解はただの見せかけ，つまり演技にすぎない，と言うのである——それにさきだって，別の論点をもちだして自分の見解はやはり明白で反駁の余地がないなどと主張することもあるだろうが，そうしたあとでも彼はそう言うのである。つまり，二人の間で，それぞれ自分の目にとらえていると思っている（主観的に思念された）意味が異なっているのだが，そこで一致を欠いているということを認識しているのは，妄想をもたないパートナーの方だけだということになるのである。もちろんここで，精神病理学における意味および有意味性 Sinnhaftigkeit などという難解な問題に立ち入ることはできない——私は別の機会にその試みを行なったことがあるのだが。ここでは次のことだけ述べておくことにしよう。すなわち，知覚されるものの意味は包括的な全体との関係において明らかになるのだということである。個々の指示が自らの位置づけを，したがってその意味を獲得するのは，指示の総体，すなわち地平からである。アスペクトとして知覚される対象，あるいは主題となっている内容は，二人に対して互いに異なる統一化の地平を指示する。ここで地平とは，知覚されるものを知覚を超越する空間と統一し，原理的に知覚しうる空間の全体へと到らしめるはたらきのことである。妄想患者とそのパートナーは視点を異にしている。このそれぞれの視点によって，直観的には隠蔽されているものが一つの全体として示されることになる。妄想患者には視点の変更の能力は失われており，したがって，選択された視点を疑問に付したり，あるいは視点を新たに選択しな

おしたりする能力も当然失われている。このようなパースペクティヴ的知覚の固定化，つまりニーチェの言うアスペクト硬化は，マンハイムが問題とした「本質上必然的な意味付けの変換という現象」を停止させてしまう。ところでパースペクティヴ的知覚とは志向的行動なのであるから，アスペクト硬化は妄想患者に対して行動や行為のさまざまな選択肢を考え比べてみることを不可能にする。まさにここにおいて訂正不能性や主観的明証性（という妄想の特徴）が生じてくるのであり，さらにまた，事実としてあるいは演技としてパートナーが妄想患者に対して示す無理解——パートナーは妄想患者に対して何らかの不一致を主張し，理解および意味の共有関係を否認するのである——の背後には，外部の事情によってやむなく選ばれたその知覚パースペクティヴに対するパートナーの側の無知および意図的拒絶があるにすぎないという妄想患者の確信も，やはりここに生じているのである。

　気づくことを統制する規範に基づいて，すなわちこの場合，妄想患者の状態に根ざしたパースペクティヴ規範に基づいてなされる視点の選択は，妄想患者の意味理解を規定し，したがってまた観点を，すなわち，気づかれるものに対して特異的な実存的有意義性を付与する特別な形の手がかりを，規定する。ニーチェの言うアスペクト硬化は観点の変更を不可能にし，さらには意味付けの変換を不可能にする。こうした意味付けの変換が可能であり準備されているということは，共通の意味理解を基礎とする相互作用共同体への交渉の前提でもある。ある一つの知覚パースペクティヴが明らかに必然的なものとされて，ビンスヴァンガーの言う有意義性の関連の総体が，ただ一つの関連しか残さぬまでに縮小してしまうのであれば，訂正や修正は不必要となるし，さらには他人を説得しようとする努力もやはりまた不必要となるのである。

Literatur

1 *Binswanger, L.:* Grundformen und Erkenntnis menschlichen Daseins, 4. Aufl. Reinhardt, München-Basel 1964
2 *Blankenburg, W.:* Phänomenologie der Lebenswelt-Bezogenheit des Menschen und Psychopathologie. In: *Grathoff, R., Waldenfels, B.* (Hrsg.), Sozialität und Intersubjektivität. Fink, München 1983
3 *Conrad, K.:* Die beginnende Schizophrenie. Thieme, Stuttgart 1958
4 *Dilthey, W.:* Die geistige Welt. Einleitung in die Philosophie des Lebens. Ges. Schriften, Bd. IV, 4. Aufl. Teubner, Stuttgart-Göttingen 1974
5 *Glatzel, J.:* Spezielle Psychopathologie. Enke, Stuttgart 1981a
6 *Glatzel, J.:* Das paranoide Syndrom aus der Sicht einer interaktionalen Psychopathologie. Nervenarzt 52 (1981b) 147–152
7 *Glatzel, J.:* Der Melancholische und der Andere. Nervenarzt 53 (1982) 513–518
8 *Glatzel, J.:* Melancholie und Wahnsinn. Wiss. Buchges. Darmstadt 1990
9 *Gehlen, A.:* Der Mensch. Seine Natur und seine Stellung in der Welt, 9. Aufl. Frankfurt/M. 1971
10 *Mead, G.H.:* Geist, Identität und Gesellschaft. Suhrkamp, Frankfurt/M. 1971
11 *Matussek, P.:* Untersuchungen über die Wahnwahrnehmung. 2. Mitteilung. Die auf abnormem Vorrang von Wesenseigenschaften beruhenden Eigentümlichkeiten der Wahnwahrnehmung. Schweiz. Arch. Neurol. Psychiat. 71 (1953) 189–206
12 *Nietzsche, F.:* Sämtliche Werke in 12 Bänden. Kröner, Stuttgart 1964
13 *Rothacker, R.:* Die Schichten der Persönlichkeit. München 1934
14 *Schütz, A.:* Der sinnhafte Aufbau der sozialen Welt. Suhrkamp, Frankfurt/M. 1974
15 *Straus, E.:* Geschehnis und Erlebnis. Springer, Berlin 1930
16 *Uexküll, J. v.:* Streifzüge durch die Umwelten von Tieren und Menschen – Bedeutungslehre. Rowohlt, Reinbek b. Hamburg 1956
17 *Tellenbach, H.:* Melancholie. Springer, Berlin-Heidelberg-New York [4]1983
18 *Tellenbach, H.:* Wähnen. Wahn und Wahnsinn in Sophokles' „Oidipus tyrannos". Z. f. klin. Psychol. Psychother. 28 (1980) 337–346
19 *Wyss, D.:* Beziehung und Gestalt. Vandenhoeck & Ruprecht, Göttingen 1973

変容した覚醒意識状態としての妄想

クリスティアン・シャルフェッター

意識の宇宙における精神病理の位置づけ

　別の機会に詳しく論じた人間の意識の三大領域の概観（表1）をまず見ておいていただきたい（Scharfetter 1983, 3）。われわれは平均的な昼間覚醒意識ないし日常意識の中で人間共通の世界に関与している。伝統的な心理学によって取り扱われてきたさまざまな機能はこの平均的な昼間覚醒意識に属している。平均的な昼間覚醒意識の諸機能の変化や誤り、または他の領域の意識経験の侵入や統合不能が、片方のみであれ、両方同時にであれ、生じることによって、生の課題遂行における支障や障害が起こり、さらには高度な疎外（精神異常）が起こってくる。これらこそが精神病理学の取り扱うべき対象である。

　無意識それ自体の病理というものは存在しない。それは、個人の無意識、集団無意識、出生前後の無意識、超個人的な無意識のどれをとってみても同じである。また過剰意識の病理というものも存在しない。

　この論文集の共通のテーマは妄想であるが、妄想とは、同一の文化に属する人間であれば互いに原則としてほぼ一致した意味論的構成を行なうようなものごとについて、つまり類似のパースペクティヴにおいて統覚するようなものごとについて、自己および世界の常識的理解から逸脱するような特定の解釈を行なうことである。

　われわれの世界は解釈された世界である——「解釈された世界にかならずしも安住できないということは、賢い動物でも知っている」（リルケ「ドゥイノの悲歌1」）。「もの」は存在せず、「もの」の意識経験が存在するだけである。エピクテトスは「われわれを圧迫するのは、ものではなく、われわれのものの見方である」ということを知っていた。

ノエイン（知覚すること）とパラノエイン、ノース（心）とパラノイア

　意識状態は認知状況を規定し、ものの見方を規定し、いわゆる周囲世界の

表1　人間の意識および精神病理現象の見取り図

意識	正常な機能		病理現象－精神医学の慣用病名
過剰意識	瞑想意識 神秘体験 没入 啓示	宗教的意識と 創造的意識と 観照的意識と の境界領域	
平均的な 昼間覚醒意識 あるいは 日常意識	成熟 明識 志向性 意志 自己規定可能性 自律		神経症と人格障害
	自己イメージ 自我強度と認知・感情・意志 の統合（および関係行動）		自己愛性人格 境界型人格
	自我意識：　同一性 　　　　　　境界づけ 　　　　　　定常性 　　　　　　能動性 　　　　　　生気性		統合失調症性症候群 うつ病の生気喪失性症候群 および躁病性の症候群
	経験意識 現実意識 　　知的機能 　　記憶機能 　　見当識機能 　　認知機能 　　知覚機能		急性および慢性の 「脳症候群」 精神発達遅滞 精神器質性症候群（痴呆）
	意識の明度		急性外因反応型
	覚醒度		傾眠，昏蒙，昏睡
下意識	催眠意識 睡眠様体験 夢		

　パースペクティヴばかりではなく，それ自身を知るというあり方（自我意識）をも規定する（Graumann 1960, 1 u. 5）。
　何かに気づくという，ここに挙げたパースペクティヴの諸形は主体の状態性に基礎をもっている（Graumann 1960, 75）。

変容した覚醒意識状態としての妄想

　われわれが各個人の記銘世界および活動世界——それらは必ずしも外部の周囲世界のこととは限らない——において何かに気づき，それゆえまた意義を付与し意味を創造するということの一切の発生と発達の原点の一つは，世界像装置および世界把握装置の生来的ポテンシャルにある（Graumann 1960, 47 u. Lorenz 1973, 19）。もう一つの原点は，そうしたポテンシャルから，生活史の経過の中で，人格発展と社会化の過程の中で，人生経験の中で生成してきたもの（記銘世界），さらにまた内的および外的な生の布置（状況）が規定するものにある。

　こうしてある一定のものが，他から際だって強調されて，重要性を獲得し，気づかれ，関与を促し，関心を目覚めさせ，注意を払う価値があるものとして人の目を引くようになる（Graumann 1960, 94）。ここに意味産出がなされる。人間は，そのメンス（心）によって，すなわちメンタル（心的）な機能によって，意味を創造する生き物である。意味を付与することはメンスの作用であり，メンスを用いることは人間的な行ないである。

　語の本来の意味での「状態 Zustand（傍らに立っていること zustehen より派生）」というものが，パースペクティヴの基底をなしている。「したがって，知覚されたあるものの重要性は，その知覚物の表象と，内的状態との，すなわち潜在的満足または潜在的危険との関係によって決定される」（Rosenzweig 1959, S.328）。

　われわれはものそれ自体を体験するのではない。そうではなくて，われわれは，知覚しうるものに鼓舞されて，その上に言わばわれわれの意味のパターンの網を投げかけるのである。つまりわれわれは「もの」のまわりに認知的現実構成の垣根を築くことによって，それを認知的に捕捉しているわけである。

　知覚という行為に伴ってかならず意義付与が行なわれ，知覚にはかならず統覚が伴う。そうなるようにわれわれは社会化のプロセスの中で文化的に教え込まれている。この意義付与は，われわれの気分のあり方によって相応の色彩をとる。

　ここで，意識と気分性の関係について，この二つはそれぞれ別々の「ことがら」ではないということを確認しておこう。意識（この抽象名詞は，意識的に存在する個々のものを代表している）はつねにすでに何らかの気分に彩られている。感情論理ということが云々されているが（Ciompi 1982），それはむしろわれわれの文化における論理と感情の分裂のしるしなのである。

　自己と世界（外界）に気づくこと，そして意味を付与することは，文化の

機能である（Graumann 1960, 51, Hallowell 1955, Watson & Guthrie 1972, Taifel 1969, Smythies 1956）。

われわれは，社会化の過程において（したがってまた言語使用においても），世界を間主観的に一致した仕方で見ることを，またそのような仕方で解釈することを学ぶ。それについての間主観的なコンセンサスが存在するようなもの，すなわち共通の世界（コイノス・コスモス）をわれわれは現実（Castañeda 1968の言う「普通の現実」）と呼ぶ。

現実（リアリティー）とは，世界に関する多くの個別パースペクティヴが交錯する領域である。共通感覚は，文化的に与えられた尺度（ノルマ）に従う。世界把握の共通の道を進んでいく人たちは，従者の集団である。というのも彼らは，同一の道をもち，同一の感覚をもち，同一の知覚方向をもっているからである。彼らは共通の道について互いに報告しあうことができ，自分の感覚／意味の方向を互いに関係づけたり，互いに調整したり，訂正することができ，ついにはそれを放棄して，支配的な，おそらくはより良いと見なされる見方へと転向することもできる。他者のパースペクティヴの受容は，同一化という名称のもとに進行する。このような言い方から見ても，パースペクティヴの保持が同一性（アイデンティティー）にとってどれだけ意義のあることかがわかるだろう。自分のパースペクティヴを他のパースペクティヴと比較し際立たせることによって，自分のパースペクティヴをより明瞭に見ることが可能となる。自分のパースペクティヴを表明することによって，他者に対して感覚／意味の方向づけについての示唆を与えることができる。このように，文化的に「標準化された（ノルマに即した）」パースペクティヴから距離を取り，それに対して一定の自律性を確保することは，健康であることの一つの特徴である。そうした自律性が，新たな創造的なものの見方にとってつねに欠かせないものであるということは，だれでも容易に理解できるであろう。

今日までのところ，系統および個体発生の過程におけるパースペクティヴの発達についてはほとんど何も知られていないのであるが，これと同様に，パースペクティヴの交換，順応，修正が可能であるという意味でのパースペクティヴの柔軟性と，年齢との間にどのような関係があるかという問題もほとんど研究されてこなかった。新たなパースペクティヴを探し求めるというとき，若々しく生き生きとした好奇心がどれだけ重要であることか（Lorenz 1973 参照）。したがって，パースペクティヴの硬直性は，強力な標準化の傾向をもつ文化的影響力や社会階層および社会化能力といったものとの関連の

みで十分理解できるわけではない。ここで想起されるのは，特定の人格（たとえばメランコリー親和型——Tellenbach 1976, Kraus 1977）に認められる過剰に規範的な行動特性であり，このような人格では特に妄想に陥りやすいことが知られている。年齢によって変化するパースペクティヴの弾力性ないし硬直性の研究は，老人の妄想に対するいくつかの視点をも提供してくれるだろう。

　パースペクティヴとは相互作用のことであると言ってもさしつかえない。躁とうつは，互いに対立するパースペクティヴの見事な例と言える。この場合パースペクティヴとは，自己の見方と世界の見方の両者を含んでいる。認知行動療法は，パースペクティヴの狭窄と固定化を，つまり認知のパターンを，変化させることを試みるものである。

　交流分析（Berne 1968）は，さまざまなパースペクティヴと，それらに特徴的なそれぞれ異なる自己関与をもつコミュニケーションのあり方を明らかにした。統合失調症患者の家族のコミュニケーション心理学的な観察は，それらの家族の多くに特異性向をもつパースペクティヴが認められることを示した。

　妄想——感覚／意味の通常の方向づけから逸脱する人は「正気を失う von Sinnen sein」。こうした人は共通の世界解釈から抜け落ちてしまう。つまり常識（コモン・センス）世界の轍からはずれている——デリリウムすなわち常軌逸脱。フェアリュックト（位置がずれること）すなわち狂気。彼は社会的に与えられている規範（ノルム）から遠ざかり，他者からはアリエヌス・メンテすなわち精神異常者と見なされる。彼の認知，彼の精神は，規範から逸脱しつつものごとを知覚する——彼はパラ＝ノエティコスすなわちパラ＝ノイア（逸脱した心）の持ち主である。彼は世界を，現実から逸れた自閉的な見方によって，見ている（E.Bleuler 1911）。

　妄想患者の自己および世界把握は，もはやわれわれの世界のコンセンサスのうちにはない。その把握は私的であり，個人的な妥当性しかもたない。こうして彼のパースペクティヴは彼を他者から分離する。パラノエティシュな世界経験は私的であり，共通性を奪い取っていく。

　妄想は感覚／意味偏倚の一つの印象的な例にすぎないのであるが，自閉的で非常識的（ノン・コモン・センス）な自己および世界把握という点で際立っている。

　二重帳簿（二重見当識）(E.Bleuler 1911) とは，そこにおいて妄想世界と，他者と共有される世界とが，互いに影響しあうことなく，並存しているよう

な一つの生の形式にほかならない。

　パースペクティヴ交代のまた別の例は交代人格（多重人格）に見いだされる。これは解離した意識において，また場合によっては覚醒意識がさまざまな動揺をきたした諸状態において，現われる（Prince 1906, Hilgard 1977, Rosenbaum & Weaver 1980）。

変容覚醒意識状態の類型と誘因

　意識はさまざまな機能状態および機能領域をもっているが，それらのうちの一つが合理的な平均的昼間覚醒意識である。この本来の状態ないし領域と比べて，覚醒度（過剰と不足），知覚野，経験野という点で異なっているのが，ここでわれわれが問題にする変容した覚醒意識状態（VWB＝veränderte Wachbewußtseinszustände）あるいは意識変容状態（ASC＝Altered States of Consciousness）である。われわれがASCを見分けることができるのは，本人が自己内面の洞察をわれわれに述べることによってであることもあるし，ただちに間主観的なコミュニケーションが可能な体験世界とは異なる体験世界の存在を示唆するような本人の行動様式をわれわれが観察したり推察したりすることによってであることもある。

　フィッシャー（1976）は意識の変化の一覧図を案出した。タート（1975, 1972）はASCの分類を試みた。ヴァレおよびエッカーツベルク（1981）は「心の地図」を編集した。

　偶発的および実験的経験を数多く積み重ねることによってルートヴィヒ（1966）はVWBの類型を整理した。

　ディットリヒ（1985）は，さまざまな条件のもとで見られるVWBの症候群を体系的実証的に研究した。彼はさらに独自な診察手法（APZ）を開発し，対照群を含めて393例を検査し，補完的に184例のフィールド・スタディを行なった。因子分析，クラスター分析，尺度構成が最終的に導いた知見は，VWBが共通の病因非特異的な中核をもつというルートヴィヒの想定を支持するものであった。

　ディットリヒ（1985）によるとVWBの3つの次元とは以下のとおりである。

――「大洋的自己境界喪失」。これは論理，空間，時間，身体図式，境界の消失という特徴をもち，ときに神秘的な融合体験やすべてが一つであるという

体験，至福や平安の感情にまでおよぶ。
——「不安に満ちた自我融解」。これは本質的に幻覚誘発剤使用下に見られるバッド・トリップに相当し，苦痛に満ち，分断され，解体され，麻痺し，破滅し遺棄されているなどと感じられる。
——第3の次元として取り出されたのは知覚野の再編成であり，これには幻視，共感覚，周囲に存在するものの意味変容の体験が随伴する。

　ここで，ASCの定義を確定したり，症状および徴候によってそれを適切に判定したりすることはかなりの困難をもたらすということを指摘しておきたい。民族学の文献，特にシャーマニズムに関するものにおいては以下のような用語が使われている。トランス，解離状態，憑依，エクスタシー（S.Prince 1968,1981）。そのような ASC における種々の体験は，確認しうる限り，それぞれかなり異質なものである。たとえば，天国や地獄への往来，寸断と新生，神霊の憑依，変態，全能感。そうした体験は，「文化的半盲」ないしは「擬似精神医学化心性」（Ornstein 1976）と呼ばれる風潮の中で，あまり事情もわからないまま，ASC の現象を病的なものと見なしてしまうことを戒めることになるだろう。特にそうした体験がシャーマニズムの集会に見られるように儀式化され，意図的に誘導され，制御されている場合には，そのことはさらにはっきりするのである（Watson & Guthrie 1972 および Crombach 1974 も参照）。これについては，精神医学の進歩をめざすアメリカ人のグループ，「精神医学と宗教」委員会（1976）によって「神秘主義——魂の探索か，あるいは心の障害か」という解明の試みもなされている（さらに Ostow 1969, Gellhorn & Kiely 1972, Bowers & Freedman 1975 も参照）。
　VWB の誘因となる条件について，今日われわれは，心理学および民族学の研究，サブカルチャー的な自然発生的実験，サイキデリックなワークショップ（St.Grof），シャーマニズムを転用した集会（Harner 1982, Goodman 1976, 1983）などから，ある程度の知識を得ることができる。表2にそうした条件をまとめてみた。ここでは大きく，薬理学的，心理学的，生理学的な誘因を区別してある。ASC を抑止しようとする傾向をもったわれわれの文化圏に生きる人間に，さまざまな技法を組み合わせて用いることによって，いかに容易に別の意識領域が賦活され，別の意識経験が出現しうるかということは，われわれに意外の感を与える。過呼吸，リズムのはっきりした音や音楽，ある種の姿勢保持（Goodman 1983），生体エネルギー論の技法に類似した操作（St.Grof 1981,1984），暗示，集団状況といったものが，当

表2　変容覚醒意識状態（VWB）の誘発

薬理学的なもの	幻覚誘発物質（直接作用と間接作用）
心理学的なもの	求心性刺激の減弱 ——感覚および知覚の遮断 ——単調 求心性刺激の増強 ——外界刺激の氾濫 ——知覚野の強度の上昇 ——知覚野の可変性の上昇 ——知覚野の律動性の上昇 覚醒度の変動 ——入眠時および出眠時の状態 ——断眠 ——催眠（他人による） ——自己催眠，自律訓練法 ——瞑想 ——過覚醒 ——解離した覚醒（疲労の際の賦活）
生理学的なもの	——飢え，断食 ——渇き ——寒さ ——暑さ ——酸素および二酸化炭素の変動：過呼吸 ——疾走，ジョギング，登山，潜水 ——遠泳

人の抵抗がそれほど大きくない場合には，トランス様のASCを引き起こし，その際シャーマンのそれと似た経験がなされたり（Goodman 1976, 1980, 1983, Harner 1982），個体間で共通な出生前後の経験がよみがえったりする（St.Grof 1981, 1984）ことさえあるという。ベネデッティ（1982,1984）は出生前後の心理の精神分析の経験を報告している。

変容覚醒意識状態（VWB）における妄想

　他者との間で間主観的に伝達しえないようなパースペクティヴや意味づけのことをわれわれは妄想と呼んでいるのであるが，そのようなものとしての妄想が構築されるための前提条件は，変容した意識状態が一定の時間にわたって持続していることであると考えられる。しかし偶然発生したものであれ，実験的に誘発されたものであれ，意識変容状態（ASC）がそれほど長時

間持続することは稀である。おそらくこうしたわけで，意識変容状態があっても完成した形をもった妄想が出現することはほとんどなく，しばしば自己と周囲についての経験の妄想近似的な解釈，つまりプレパラノイド（妄想前）およびペリパラノイド（妄想辺縁）現象とも言うべきものが観察されるにすぎないのである。

偶発性VWBにおける妄想

　偶然発生したASCにおいて観察されるパースペクティヴ変化と知覚野の幻覚妄想的再構成の一例を挙げておく。D.B.という名前の30歳前後の女性が，ある会合に出席していたが，夜遅くなって眠くなってきたため，ニコチンとコーヒーによって何とか目を醒まそうとしていた。このとき彼女は自分の状態および気分の変化に気づき，心細く不安になった。この不安は彼女に，その変化した自分の状態の解釈と分別を促すかのようであった。彼女は，亢進した注意力と，不安に彩られた予期のうちにあって，そこに生じているできごとを観察していたのである（ここで連想されるのはBilz(1967, 1959, 1962)が動物に特徴的な主体中心的観察態度という概念を用いて指摘した注意力の過覚醒状態である）。誰かが彼女の飲み物の中にLSDを混ぜたのではないかという疑念が彼女をとらえた（言葉の上でも疑念Argwohnと妄想Wahnは近い位置にある）。会合の参加者たちは，彼女に反問したり，彼女を落ちつかせようと試みたが，うまくはいかなかった。まもなく彼女はひとりで車に乗って自宅に向かうが，その途中彼女は街路樹のうちに口を歪めた顔がいくつも漂うのを見ていた。このことでひどく怖くなり，彼女は次の朝友人のもとへ行くが，その女友達の顔はおそろしいどくろに見えた。このとき彼女は，精神病になるのではないかという不安におそわれた。このため彼女は精神科医を受診した。その精神科医は，そのような体験野の幻覚妄想性構造転換が起こる諸条件を明らかにし彼女に説明することができた。彼女に起こったことは，解離した覚醒状態におけるASC体験であって，著しく疲れて眠い状態において，薬理作用のある物質により必死にもがくように起きていようとしたことが誘因になっていたのである。この説明をきいて彼女は落ちつきをとりもどし，そうした体験は消失した。

　われわれはこの偶発例において，妄想体験の発生する条件の組合せをはっきりと見て取ることができる。ASCがあって，そこにエネルギー的刺激（必ずというわけではないがたいていの場合は不安）が加わったとき，その個人のみが体験しうるような独特な構築が生じる。それは個人的な体験であっ

て、他人とは分かちあえないものである。この構築を引き起こすのはたいてい、心の動揺や心細さや不安といったものであるから、本人の脅威となるような妄想類似の解釈が生じてくるのは了解できるように見える。同じような事情で、幻覚誘発剤によるトリップの際にもセッティング、すなわち周囲の条件によって経験が陽性のものになるか陰性のものになるかが決まるのであろう。

　入眠時（これも一つの ASC である、Schachter 1976 参照）におけるオートシンボリック現象の産出、すなわち Silberer 現象と呼ばれているものを詳細に分析すれば、おそらくこれと類似の基本的メカニズムが認められるであろう（Dittrich 1984 参照）。ASC においてエネルギー的刺激（関心、意図、予期、不安）が加わるとオートシンボリック現象が起きることが知られている。

　偶然発生した ASC において経験が妄想類似の解釈を受けることを、われわれは登山家や極地探険者の例によって知っている。Windigo と呼ばれている北極付近で見られる精神病、エスキモーのカヤック恐怖のことも想起される。同様の事態は、単独航海で大西洋を横断しようとした者や鉱山事故の際に閉じこめられた者についても報告されている。さらに LSD 実験の参加者たちは、LSD の投与を受けなかった場合にも、やはり妄想類似の解釈をしやすい傾向をもつことが示された（Stoll 1947, Condrau 1949）。

実験的ASCにおける妄想

　実験的に引き起こされた ASC において妄想が出現することは比較的まれである。なぜなら、こうした実験はたいてい短時間のものであり、また被験者は実験を受けているという自分の状況を知っているからである。しかし被験者の周囲の状況に適当な操作を加え、しかもそれについて被験者が何も知らないという実験設定のもとでは、被験者に妄想類似の解釈が出現することがある（Leuner 1981, プシロシビンを用いた実験）。

「内因性」精神病の意識解離状態における気分親和的な妄想と情動負荷的な妄想

　いわゆる混合精神病の症例の臨床観察によって以下のことを例示したい。すなわち、臨床精神病理学的な意味での妄想は、通常の合理的な昼間覚醒意識とは異なる意識状態において産出されるということである。この意識変容状態は必ずしも、意識混濁、もうろう状態、せん妄、夢幻状態、失見当識、健忘などといった臨床的に際立った徴候を伴っているわけではない。ここで

変容した覚醒意識状態としての妄想

```
                    交代する(解離した)意識

メランコリー                        統合失調症性の症候群
  「正常」の自我意識                    非自我
  自我＝H.D.                         神からの霊感
  スイス訛りのドイツ語                 聖書調の標準ドイツ語
                                     訓戒と贖罪の説教
                                     右腕の震え

気分親和的な妄想                     情動負荷的な妄想
  罪業                                宗教的な誇大感
  呪咀
  癌による身体の崩壊
                       分裂
                       解離
              ↙                ↘
     自我化されている部分        自我化されていない部分
```

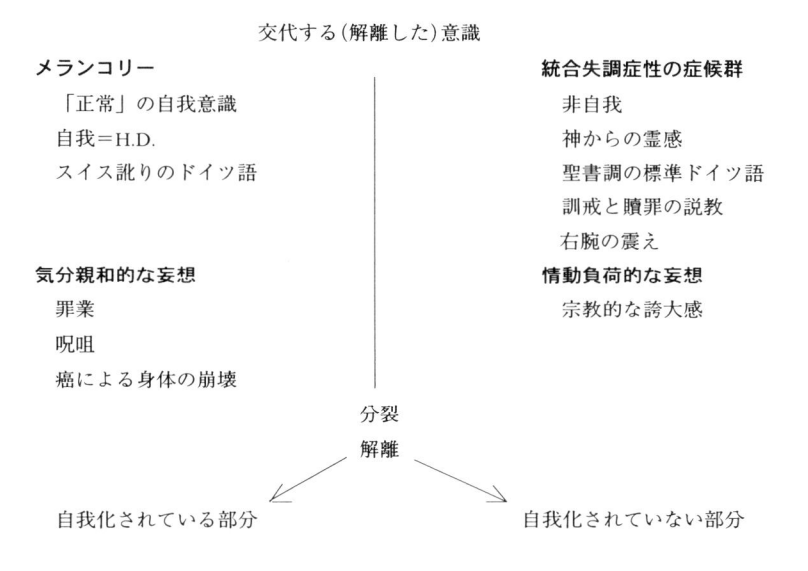

図1　交代する（解離した）意識における気分親和的な妄想と情動負荷的な妄想
H.D., 男性, 54歳, 混合精神病, 20年来の「内因性うつ病」の病歴（これまで妄想なし）

とりあげる症例の特別な点というのは，互いに論理的に矛盾する二つの妄想，つまりパラドキシカルな関係にある二つの妄想が同時に観察されたことにある（図1）。患者H.D.は54歳の男性で，いわゆる内因性うつ病の再発を20年間にわたってくりかえしており，特に病状の悪化する時期以外の間にも完全に寛解したと言えるような時期はなかった。それまでには妄想の出現は見られなかったのであるが，1984年になって次のような臨床像で再入院した。このときのH.D.の状態は，明らかに重篤な焦燥性メランコリーであり，おそろしい内容の罪業妄想と呪咀妄想にくわえて，体がひどい癌に冒されているという心気妄想もあり，癌にかかっていることは「におい」によってもわかるほどだと主張していた（嗅覚性幻覚が妄想内容と一致する）。こうした気分親和的 synthym な妄想（H.W.Maier, 1912）が主張されるときには，H.D.

は自分がH.D.であるという明確な意識をもっており，彼はそうした内容を，彼のうまれつきの方言であるスイス訛りのドイツ語で述べる。ところがこうした完全に自我化された体験から突然にスイッチが切り替わるように，この体験とは解離した自我化されない体験が彼に出現する。スイッチが切り替わったことは，彼の話す言葉の変化からも知ることができた。というのも彼は宗教的な訓戒を聖書調の標準ドイツ語で説くのである。このとき彼は右腕を大きく震わせているのだが，これは彼が自分でやっているのではなく，話の内容と同じく神から吹き込まれているのだという。こうした厳格な贖罪の勧めを行なっているとき，彼は別人である。すなわち神の子キリストの二代目だと彼は主張する。宗教的で誇大的なこの情動負荷的 katathym な妄想は，もう一つ別の高貴なアイデンティティーに由来するものであり，このアイデンティティーは自我化されておらず，先に述べたメランコリー性の妄想と対立するような方向をもっている。

　合理的な昼間覚醒意識の次元では互いに排除しあうような矛盾したこの二つのアイデンティティー，すなわちメランコリー症候群と統合失調症性の症候群に見られる二つのアイデンティティーは，H.D. の中で互いに融合することなく並存しているのであるが，これを可能にしているのは意識の解離である。本人に詳しく尋ねてみると，本来のH.D. の自我も，別の人格による神を怖れぬ高慢な行為について知っているのであり，しかもこうした行為を彼は罪業や堕落の源として解釈してもいるのであった。

　こうして見ると，H.D. は精神病状態における意識解離の典型であり，ここで解離はメランコリーと統合失調症という二つの構成部分の間で起こっているのであるが，それぞれにおいて，彼の置かれている状況や，自己と世界に対する彼のパースペクティヴ，さらに彼のとる行動様式はまったく異なるものとなっているのである。

妄想内容と精神変容（サイキデリック）体験

　St. グローフ（1980,1984）は，患者や相談者とともに薬物（LSD）を用いて，あるいは薬物を用いずに，サイキデリックな体験を共有し，その報告を行なった。彼はこうした方法を全体論的 holonomic あるいは全体志向的 holotropic な精神療法と呼んでいる。そこで起こることは出生前あるいは出生前後の経験の再現である。グローフは，陽性あるいは陰性の出生体験と精神病理学的な体験との間の類似性を考えるばかりではなく，さまざまな精神

表3　病的でない体験と病的な体験におけるASC

経験的次元 Ludwig 1966 Dittrich 1984	超個人的経験 St. Grof	シャーマニズムの集会	統合失調症性症候群の精神病理
大洋的自己境界喪失	出世前の体験（羊水宇宙）楽園，天国	知を超越するものとの交流。超世界，力，憑依，恍惚，変身，化体	誇大的な自己の肥大（妄想，特にポジティヴな）。万能感，万物の融合感
不安の強い自我融解	出生前後の体験（出生のトラウマ）死，地獄，窮境（不安）	解体 冥界，地獄 （帰還と新生）	自己の没落（自我の精神病理） 不安，抑うつ，地獄，妄想（ネガティヴな）
幻覚性の構造転換（幻視，幻聴）	幻影世界 内部・外部および通常・超常リアリティーの区別喪失	超常リアリティーの知覚（意識解離：通常のリアリティーも認識可能）	幻覚 妄想（解釈）

　病理学的症候群と出生の3つの段階との間に因果関係を確立するということも行なっている。これは，出生のトラウマ（Otto Rank），あるいは出生以前の安全な原初状態へのあこがれ（S. Ferenczi）といった以前の考想を引き継いで発展させたものである。グローフ（1976, 1984）はさらに無意識の地図の作図法を案出し，退行モデルにしたがって生活史層，出生期層，さらには超個人層のそれぞれを提示した。われわれはわれわれのうちに個体発生と系統発生の痕跡を携えているのである。グローフによるとこうした見方は全体論的ないし全体記述的 holographic な性格のものであり，デカルト－ニュートンの時代を乗り越える根底的な人間学的パラダイム変換の里程標であるという。

　この場においてグローフの書いていることを細かく参照したり，議論したりすることはできない。そのかわりに，病的でない ASC と精神病理学的症候群とに見られるさまざまな体験を表にまとめて列記しておくことにする（表3）。

　さまざまな方法で実験的に引き起こされた ASC における体験，グローフの

いう超個人的経験，シャーマニズムの集会での体験――これらの間に内容の対応が存在することが見て取れる。瞑想状態への通過段階においてもやはりそうした意識体験が起こることが知られている（Scharfetter 1984）。精神病（とりわけ，人間の自我の統合解体そのものであると考えられるいわゆる統合失調症）は，「まったく遠い彼方の領域」に由来する体験の人類共通の基本パターンを露呈させる（James 1979, S.396）。M.ブロイラー がくりかえし述べているように，精神病は，何か原則上新しいものを体験にもたらすということはないのであって，精神病とはむしろ，カオス的に無秩序な，克服されない内面生活の氾濫なのである（M. Bleuler 1972）。さまざまな意識領域，さまざまな現実領域が互いに入り乱れる状態となる（Storch 1923）。幼児においてもすでに現実関連の障害が現われることがある（Lempp 1974, Lutz 1974）。

このように考えてくるとわれわれは，いわゆる統合失調症は，カルチャーを欠く一種の意識変容状態としてとらえられるのではないかという問いへと導かれてきているのだと気づく（図2）。この考えはすでにいろいろな形で検討されてきた（Silverman 1967, 1968, Chapman 1966, Chapman et al. 1978, Freedman 1974, Luby et al. 1962/63, McGhie & Chapman 1961, Watson & Guthrie 1972, メスカリン体験との関連では Beringer 1932）。こうした意味において，統合失調症の人は，「降りること」を余儀なくされて，誤った道に迷い込んだ人なのである（Laing 1965参照）。

こうした見方からすると「統合失調症」は，ある特殊な統合不能な意識状態の顕在化と考えられるのであるが，これが疾患と見なされるのは，われわれの文化（カルチャー）や宇宙論，人間学，意識論のうちにこうした意識状態を統合しうるような構造が欠落しているからにすぎないということになる。そして精神病理学的な症候群や経過型は，文化的に捕捉しえない二次的な反応形成であると解釈できるであろう。

しかし今日，比較文化論的に知られていることから言って，統合失調症の人はすべての文化圏に存在するのであって，それは，知を超越するものごとの体験によって ASC を統合する装置を備えているようなかなり原始的な文化圏においても例外ではない（Larraya 1982, Scharfetter 1984参照）。ということは，いかなる文化も統合失調症を阻止しうるような構造を提供してはいないということである。つまり，人類という種族が世界を克服するためにその歴史の中で発展させてきた装置としての文化というものは，統合失調症抑止的な作用をもっていないのである。しかしだからといって，文化が統合失調症

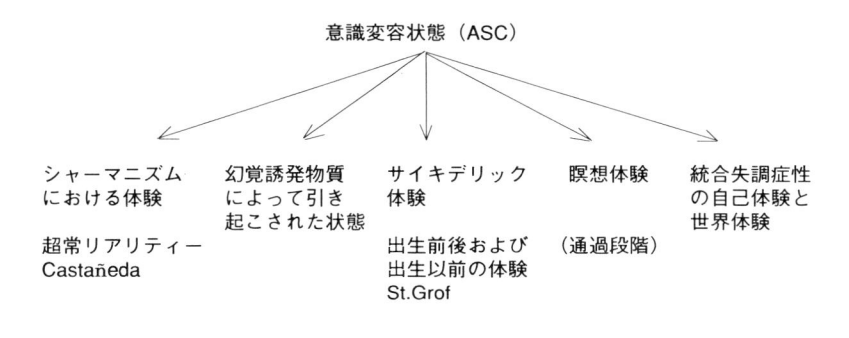

```
                       意識変容状態 (ASC)
         ┌──────┬──────┬──┴───┬──────┬──────┐
         ↓      ↓      ↓      ↓      ↓      ↓
    シャーマニズム 幻覚誘発物質  サイキデリック  瞑想体験   統合失調症性
    における体験  によって引き  体験              の自己体験と
              起こされた状態              世界体験
    超常リアリティー       出生前後および (通過段階)
    Castañeda           出生以前の体験
                        St.Grof
```

図2　統合失調症＝カルチャーを欠く意識変容状態？

を引き起こしているのだと結論することはできない——たとえば，工業化された文明には統合失調症を阻止するような文化構造が欠けているがゆえにそこに統合失調症が発生するのだ，というような主張は誤っているのである。

　ここではむしろ思考の筋道を反転させるべきである。いかなる文化圏にも，今日われわれの合意に基づいて統合失調症患者と呼ばれている人たちが一定の割合で存在するのであってみれば，統合失調症がカルチャーを欠くASCだということはありえない。統合失調症の人たちにおいて，ASCの内容は，抑止しえない氾濫として自然発生的に押し寄せてくるのであり，このためそれらの内容は文化的枠組みにも，文化それ自体にも統合できない。この点が他の種類の（薬剤誘発性のものであれ，そうでないものであれ）ASCの場合とは異なっている。統合失調症の場合でもASCの内容は人類共通の基本パターンを示すのであるが，しかし克服されぬカオス的なものの侵入（M.Bleuler 1972）によってひどい氾濫が生じるために，それらの体験に襲われ，それによって引き裂かれた人びとは，孤立と疎外に陥ってしまう。こうした見方からすると，あらためて自閉（E.BleulerおよびM.Bleuler 1911, 1972, Minkowski 1927）ということが，統合失調症の基本テーマとなる。

　それを体験する主体を病気に陥れる特殊なASC，つまり苦痛や挫折や根底的な疎外に陥れるような特殊なASCにおいて統合失調症という事態が発生するのだという主張は，一見正しいように思われる。しかし統合失調症はカルチャーを欠くASCである」とは言えない。統合失調症はむしろ，特異な統合解体をもたらすASCなのであって，これは生きるためのさまざまな要求に対

する特殊な脆弱性——この脆弱性のあり方はおそらく個人によってそれぞれ非常に異なっている——に基づいて生じるものである。こうしてわれわれは，われわれが統合失調症と呼んでいる脆弱性や自我解体はいかなる条件の組み合わせのもとで発生するのかという未解決の問題に直面することになる。というのもわれわれは，再生とか誕生のトラウマといった理論構築によって統合失調症の原因をひどく遠くへ押しやってしまうわけにはいかないからである（統合失調症は再誕生 Rebirthing の技法によって治癒するわけではない）。

　ASCに習熟したカルチャーであっても統合失調症患者に対して適切な治療を提供できないということを，私はシャーマニズムの研究における経験からも確認している。私はこれまでに，シャーマンによって統合失調症患者が実際に治癒したという信頼すべき報告を見聞したことがない（Scharfetter 1986）。統合失調症患者においては疎外があまりに深刻であるため，治癒力が喚起されるようなクライエントと治療者との交流という間主観的文脈の中へ患者は踏み込んでいくことができないのである。

　サイキデリックなワーキンググループからわれわれが何かを学ぶことができ，それによって統合失調症の人のより良き治療が可能になり，統合失調症の人を孤立や疎外や自閉から連れ出して再びパースペクティヴの共有体へと導いていけるのかどうかという問いに対しては，いまだ答えが出ていない。しかし以下のことは確実に言える。すなわち，そこで本質的なはたらきをするのは，その人に寄り添っていることであり，またベネデッティが1975年に述べているようにその人の世界の中に信頼をもたれるようなしかたで居合わせていることであり，その人の傍らにとどまり続けることであり，治療的なはたらきをもつ他我が目の前にいることをその人に言葉で保証することであり，またそのことを非言語的にも——身体をも巻き込む治療法（Scharfetter u. Benedetti 1978, Scharfetter 1982）の形で——その人に感じとってもらうことなのである。

Literatur

1 *Benedetti, G.:* Ausgewählte Aufsätze zur Schizophrenielehre. Vandenhoeck & Ruprecht, Göttingen 1975
2 *Benedetti, G.:* Über perinatale Psychologie. Fakten, Beobachtungen und kritische Überlegungen. Helv. pädiat. Acta 37 (1982) 101–113
3 *Benedetti, G.:* Das Thema der pränatalen Existenz in den Träumen und Wahnvorstellungen von psychiatrischen Kranken und deren Bedeutung für die Psychotherapie. Vortrag 1982
4 *Beringer, K.:* Die Bedeutung der Rauschgiftversuche für die Klinik. Schweiz. Arch. Neurol. Psychiat. 28 (1932) 1–17
5 *Berne, E.:* Games, people play. Penguin Books: Harmondsworth, Middlesex 1968 (orig. 1964)
6 *Bilz, R.:* Trinker. Enke, Stuttgart 1959
7 *Bilz, R.:* Psychotische Umwelt. Enke, Stuttgart 1962
8 *Bilz, R.:* Der Wahn in ethologischer Sicht. Stud. gen. 20 (1967) 650–660
9 *Bleuler, E.:* Dementia praecox oder Gruppe der Schizophrenien. Deuticke, Leipzig und Wien 1911
10 *Bleuler, M.:* Die schizophrenen Geistesstörungen im Lichte langjähriger Kranken- und Familiengeschichten. Thieme, Stuttgart 1972
11 *Bowers, M.B., Freedman, D.X.:* „Psychedelic" experience in acute psychoses. Arch. gen. Psychiat. 15 (1966) 240–248. In: *Dean, St.R.* (Ed.), Psychiatry and Mysticism. Nelson-Hall, Chicago 1975
12 *Castañeda, C.:* The teachings of Don Juan. A Yaqui Way of Knowledge. Penguin, Harmondsworth 1970 (orig. 1968)
13 *Chapman, J.P.:* The early symptoms of schizophrenia. Brit. J. Psychiat. 112 (1966) 225–251
14 *Chapman, L.J., Chapman, J.P., Raulin, M.L.:* Body-Image Aberration in Schizophrenia. J. abnorm. Psychol. 87 (1978) 399–407
15 *Ciompi, L.:* Affektlogik: Über die Struktur der Psyche und ihre Entwicklung. Ein Beitrag zur Schizophrenieforschung. Klett-Cotta, Stuttgart 1982
16 *Condrau, G.:* Klinische Erfahrungen an Geisteskranken mit Lysergsäure-Diäthylamid. Acta Psychiat. Neurol. 24 (1949) 9–32
17 *Crombach, G.:* Psychopathologie aus der Sicht veränderter Bewußtseinszustände. Confin. psychiat. 17 (1974) 184–191
18 *Dittrich, A.:* Zur Symbolentstehung in hypnagogen und hypnopompen Zuständen. (Ges. für Symbolforschung). Lang, Bern 1984
19 *Dittrich, A.:* Ätiologie-unabhängige Strukturen veränderter Wachbewußtseinszustände. Enke, Stuttgart 1985
20 *Fischer, R.:* Transformations of Consciousness. A cartography. Confin. psychiat. 19 (1976) 1–23
21 *Freedman, B.J.:* The Subjective Experience of Perceptual and Cognitive Disturbances in Schizophrenia. Arch. gen. Psychiat. 30 (1974) 333–340
22 *Gellhorn, E., Kiely, W.F.:* Mystical States of Consciousness: Neurophysiological and Clinical Aspects. J. nerv. ment. Dis. 154 (1972) 399–405
23 *Goodman, F.D.:* Experimental induction of altered states of consciousness. Paper, 85th Ann. Meeting Ohio acad. Soc., Miami Univ. Oxford, Ohio, April 1976
24 *Goodman, F.D.:* Triggering of Altered States of Consciousness as Group Event: A new Case from Yucatán. Confin. psychiat. 23 (1980) 26–34
25 *Goodman, F.D.:* The shaman's spirit journey: an experimental investigation. Paper, Symposium on Shamanism, XIth Internat. Congr. Anthropolog. ethnolog. Sc. Vancouver, August 20–23, 1983
26 *Goodman, F.D., Henney, J.H., Pressel, E.:* Trance, healing and hallucination: three field studies in religious experience. Wiley, New York 1974
27 *Graumann, C.F.:* Grundlagen einer Phänomenologie und Psychologie der Perspektivität. W. de Gruyter, Berlin 1960

28 *Grof, St.:* Realms of the human unconscious: observations from LSD-Research. Dutton, New York 1976
29 *Grof, St.:* LSD-Psychotherapy. Hunter, Pomona 1980
30 *Grof, St.:* Workshop tapes. Esalen, California 1981, 1984
31 *Grof, St.:* Psychedelic therapy and holonomic integration: Therapeutic potential of non ordinary states of consciousness. Observations from psychedelic and holotropic therapy. Vortrag 1984
32 *Group for the Advancement of Psychiatry (GAP):* Mysticism: Spiritual Quest or Psychic Disorder? Vol. IX, Publication No. 97. Mental Health Materials Center, Inc., New York Nov. 1976
33 *Hallowell, A.I.:* Culture and Experience. Univ. of Pennsylvania Press, Philadelphia 1955
34 *Harner, M.:* Der Weg des Schamanen. Ansatha, Interlaken 1982
35 *Hilgard, E.R.:* Divided consciousness: multiple controls in human thought and action. Wiley, New York 1977
36 *James, W.:* Die Vielfalt religiöser Erfahrung. Walter, Olten und Freiburg 1979 (orig. 1902)
37 *Kraus, A.:* Sozialverhalten und Psychose Manisch-Depressiver. Enke, Stuttgart 1977
38 *Laing, R.D.:* The divided self. Penguin, Harmondsworth 1965
39 *Larraya, F.P.:* Lo Irracional en la Cultura. Vol. I–IV. Moreno, Buenos Aires 1982
40 *Lempp, R.:* Schizophrenie: eine Realitätsbezugsstörung. Z. Kinder-Jugendpsychiat. 2 (1974) 63–69
41 *Leuner, H.:* Halluzinogene. Psychische Grenzzustände in Forschung und Therapie. Huber, Bern 1981
42 *Lorenz, K.:* Die Rückseite des Spiegels. Piper, München 1973
43 *Luby, E.D., Gottlieb, J.S., Cohen, B.D., Rosenbaum, G., Domino, E.F.:* Model Psychoses and Schizophrenia. Amer. J. Psychiat. 119 (1962/63) 61–67
43a *Ludwig, A.M.:* Altered states of consciousness. Arch. gen. Psychiat. 15 (1966) 225–234
44 *Lutz, J.:* Schizophrenie: eine Realitätsbezugsstörung. Z. Kinder- u. Jugendpsychiat. 2 (1974) 63–69
45 *Maier, H.W.:* Über katathyme Wahnbildung und Paranoia. Z. Psychiat. 13 (1912) 555–610
46 *McGhie, A., Chapman, J.:* Disorders of attention and perception in early schizophrenia. Brit. J. med. Psychol. 34 (1961) 103–116
47 *Minkowski, E.:* La schizophrénie. Psychopathologie des schizoides et des schizophrénes. Payot, Paris 1927
48 *Ornstein, R.E.:* The Mind Field. Viking, New York 1976
49 *Ostow, M.:* Antinomianism, Mysticism and Psychosis, p. 177–185. In: *Hicks, R.E., Fink, P.J.* (eds.), Psychedelic Drugs. Grune and Stratton, New York-London 1969
50 *Prince, M.:* The dissociation of a personality. Longmans Green, New York-London 1906
51 *Prince, R.H.* (Ed.): Trance and possession states. Bucke Memorial Soc., Montreal 1968
52 *Rosenbaum, M., Weaver, G.M.:* Dissociated State. Status of a Case after 38 Years. J. nerv. ment. Dis. 168 (1980) 597–603
53 *Rosenzweig, N.:* Sensory deprivation and schizophrenia: Some clinical and theoretical similarities. Amer. J. Psychiat. 116 (1959) 326–329
54 *Silverman, J.:* Shamans and acute schizophrenia. Amer. Anthropol. 69 (1967) 21–31
55 *Silverman, J.:* A paradigm for the study of altered states of consciousness. Brit. J. Psychiat. 114 (1968) 1201–1215
56 *Smythies, J.R.:* A logical and cultural analysis of hallucinatory sense-experience. J. ment. Sci. 102 (1956) 336–342
57 *Schachter, D.L.:* The hypnagogic state. A critical review of the literature. Psychol. Bull. 83 (1976) 452–481
58 *Scharfetter, C.:* Leiborientierte Therapie schizophrener Ich-Störungen. In: *Helmchen, H., Linden, M., Rueger, U.* (Hrsg.), Psychotherapie in der Psychiatrie. Springer, Berlin-Heidelberg-New York 1982
59 *Scharfetter, C.:* Schizophrene Menschen. Psychopathologie, Verlauf, Forschungszugänge, Therapiegrundsätze. Urban und Schwarzenberg, München 1983
60 *Scharfetter, C.:* „He who dreams" – „Holy men don't dream". Über das Bewußtsein des Schamanen und die Entwicklung vom Heiler zum Heiligen. Curare Sonderband 5 (1986) 399–412

61 *Scharfetter, C.:* Psychiatrie der Chaco-Indianer Südamerikas. Curare 7 (1984) 189–194
62 *Scharfetter, C., Benedetti, G.:* Leiborientierte Therapie schizophrener Ich-Störungen. Schweiz. Arch. Neurol. Neurochir. Psychiat. 123 (1978) 239–255
63 *Stoll, W.A.:* Lysergsäure-Diäthylamid, ein Phantastikum aus der Mutterkorn-Gruppe. Schweiz. Arch. Neurol. Neurochir. Psychiat. 60 (1947) 279–323
64 *Storch, A.:* Bewußtseinsebenen und Wirklichkeitsbereiche in der Schizophrenie. Z. ges. Neurol. Psychiat. 82 (1923) 321–341
65 *Tajfel, H.:* Social and cultural factors in perception. In: *Lindzey, G., Aronson, E.* (Ed.), Handbook of Social Psychology, 2nd ed., Vol. 3. Reading Mass., Wesley 1969
66 *Tart, C.T.:* States of Consciousness. Wiley, New York 1975
67 *Tart, C.T.* (Ed.): Altered States of Consciousness. Wiley, New York 1969, 1972
68 *Tellenbach, H.:* Melancholie. Springer, Berlin-Heidelberg-New York 1976
69 *Valle, R.S., van Eckartsberg, R.:* The Metaphors of consciousness. Plenum, New York-London 1981
70 *Watson, L.C., Guthrie, D.M.:* A new approach to psychopathology: The influence of cultural meanings on altered states of consciousness. J. for the Study of Consciousness 5 (1972) 26–34

妄想と自己
獣化妄想の例に見られた自己像の一次元的な歪み

ミヒャエル・クノル

　妄想は，人間の思考そのものとほぼ同じ長い歴史をもっているのだが，なぜかわれわれの心をとらえてやまない現象である。

　ヤスパースとK.シュナイダーの精神病理学の理論では，妄想は，ある特殊な意識性が存在したことを示す印しであり，この意識性は「病的な思考障害」として正常な意識性から周到に分離されている。しかしその分離のなされ方は，いかにもドイツ的なものである。つまり非常にきまじめに，共感を排して，なされているのである。

　別の理論によると，妄想ないし固定観念は感情状態の変調のあらわれだとされている。F. W. ハーゲンはすでに1870年にこのことを明確に述べており，ハーゲンの後には，すぐれた臨床家たち，特にE.ブロイラーの影響のもとにあった精神科医たちがそうした主張を行なっている[25]。

　ハーゲン[12]によれば，妄想は思考の産物なのではなく「ファンタジーの産物」だと考えておくべきである。激情や感情に抱かれ，その温度の中でこそ，妄想は急速に発展し成長するのだという。

　ハーゲンはさらに以下のように論をすすめている——

> 「重要なのは固定妄想観念が形成されるときに起こっていることである。知られているように，そうした観念は知的な誤りに基づいているわけではなく，したがってそれは周囲の者が道理を説いておしとどめられるようなものではない。固定妄想観念はファンタジーの産物であるが，しかしそれだけで独立に存在するような純粋なものでは決してなく，むしろ現実を加工することによって成立するものであり，現実についての表象と混ざり合ったものである。患者は自分でそのことを経験したのだと主張するが，その経験は偽りの経験である。しかし患者はそれが偽りであることを意識していない。なぜなら，その偽造という行為自体が患者に意識されぬままに行なわれてしまうからである。したがって患者はその自分の経験を他の経験と同様に，純粋で確実であり，他人に対しても説得力があると見なしてしまう。患者は自分の妄想観念を信じるしか

ないのである。」

　このようにして以下の三つ，すなわち感情，現実の無意識的な加工，何らかのものの存在についての確固とした知の意識という三つが，ずっと昔から，患者の心理レベルでの妄想の三主徴（トライアス）と見なされてきた。それらに対応して精神科医の側では次のような事態が生じる。すなわち，人をひきつけるような不気味さを感じとるという感情的体験[18]，次に，精神科医自身も気づかないのだが，妄想患者をなんとか「なだめ正気に戻さ」なければならぬという無意識の訂正願望[17]，そして三つめには以下のような意識的な行為である。すなわち，ある場合には，信頼の喪失ということを背景にして[11,24]精神病理学的な異常や奇異な現象を分類し，幽閉し，（抗精神病薬による）神経遮断の下におくという行為であり，あるいは別の場合には（この場合すぐさま反体制的だなどという誹りを受けるかもしれないが，それでも敢えて）自分とは違った考え方，違った感じ方をする人のために隠れ家——そこにおいて妄想患者は，薬物を使うにせよ，使わぬにせよ，彼のそのままの状態でしばらくは安住することができ，したがってまわりの正常な人々の押しつけがましい教育的努力に絶えずさらされることもない——を見いだそうとするという行為である。

　しかしながらそのような隠れ家は，社会的な驚きの作用の最後のところに位置するものである。むしろわれわれはここでもう一度，原点に立ち戻ることにしよう。ある人間が妄想をうみだすのはいったいなぜなのか，ある人間が——自己治療（自己の癒し）という意図[6]があるのかもしれないが，それにしても——精神病理学的症状をうみだすのはなぜなのか？

　2回結婚しそれぞれの夫と離別および死別した68歳の女性患者は，皮膚寄生虫妄想が消褪したあとで，自分の体験変化の理由を問われて次のように述べた。「簡単なことです。あれは獣に落ちるということなのです。それは断ち切っておかねばならないものです，倫理という面からも人は清潔でなければいけないのですから。」

　たったこれだけの言葉で患者はわれわれを，ある緊迫した領野に引き入れる。それはひどく古風ではあるが，それだけにかえってすべての者を巻き込むような一つの次元であり，魂を吹き込まれた猿人であるところの人間が再び獣へと転落するというイメージとして表現される次元である。

　たしかにそれぞれの人間は，ある動物的な強い緊張の焦点——すなわちその人独自の「獣への転落」を引き起こすような焦点——から何とか逃れるこ

とによって生き延びている。この焦点はしかし「正常の場合には」，すでに心の内部のコミュニケーションにおいてさえも，習俗的な観念という衣裳を着込んでいる。それゆえこうした観念は，正常な構造付与がなされている場合には，社会的に受容され，したがって伝達可能でもある。だが病的な固定観念の場合には，社会的に受容されえず，したがってどうしても「言い表わしようがない」ままにとどまる。

　表現しようのないものをかろうじて個人的につなぎとめるそうした観念，つまりその人独自な構造を創造するような観念について，C. G. ユングは1934年に「離断した心理断片」という言い方を用いて述べている(14)。彼はこの言い方によって，内部に強い緊張をそなえたこうした組織体のもつ相対的自律性と断片的性格とを同時に示唆しようとしている。

　こうした観念形成についてはいろいろな比喩をもって語られているのであるが，そこで中心をなしているのは，ある観念が，その観念を規定していた一連の自然な――動物としての生命に当然予想されるような――所与から分離し独立するという考え方である。この分裂が生じるのはかなり早い時期であり，それ以降，一方では徐々に表出不能となってしまう乳児的な「獣への転落」が，また他方では自我ないし超自我の発達とともにこの転落を被い包むという過程が，それぞれ進行していくのである。こうした観念形成のプロセスは，正常に問題なく進行する場合もあり，精神病的な逸脱にいたる場合もあるのだが，いずれの場合においても，自我がそれ自身のエスの組織化の主体であることにかわりはない。

　人間におけるこの二つの面の分裂，すなわち動物的なものへの退行圧力という一面と，構造付与を行なう観念世界という一面との間の分裂は，共同存在としてのわれわれ人間の神秘的本質である。しかしコミュニケーションを行なうために，われわれはわれわれの自己の一方の面のみを提示せざるをえない。たとえば人の前では，われわれの柔軟な（あるいは固着した）構造物しか表に出さない。われわれが科学の対象としているのもそのような面だけである。しかし気分の暗やみ(7)のうちにおいては具体的な獣への転落という否定されたイメージが前面にあらわれることがある。それは，われわれのうちにつねにはたらいている動物的なものへの退行圧力という神秘の分離顕在化と言ってもよい。

　観念世界レベルの背信（信頼を裏切ること）が社会に驚きを与えるのと同様に，こうした退行圧力の顕在化も周囲に驚きを与えるものである。エルケElke S. という女性患者の例を紹介してこのことを例示しておきたい。

妄想と自己

　彼女は22歳の可愛らしく見える女性であるが，女子慢性期病棟に入院中で，他の患者が「おしゃべりで不満をはらして」いる間に，音をたてながら，興奮した馬のようにそっくりかえった姿勢であちこちと駆け回っているのであった。重篤な緊張病性のクリーゼの後になってようやく彼女は語ってくれたのであるが，このとき彼女はいつもそこに「偉大なる神秘」を見ていたのであり，それが彼女をなぐさめ，彼女に安心を与え，また州立病院のおぞましい精神医療に耐えるだけの力を与えてくれたのだという。彼女によれば，彼女は「神の子」であり，それはまったくたしかなことなのである。
　このエルケという患者は，治療の時間も含めてしばしば，あおむけに倒れ，尿を失禁し，泣きながら，今にも「最期の瞬間」が訪れるはずだと言っていた。彼女によれば，自分は人間より獣に近いように感じられる，自分は自然児であり，馬小屋で育った，自分を以前治療していた人のところへ連れていってほしい，それは雌馬が「種馬のところへ連れていかれるのと同じ」なのだという。そして実際彼女は，ある日曜日にまったく見知らぬ外国人労働者と関係をもって妊娠した。
　彼女はしばしば重篤な緊張病性興奮状態に陥り，そうしたときには——数年にわたる彼女のカルテには，いつもごく簡潔に記録されているだけなのだが——彼女を抑制するのに少なくとも8人以上の看護職員が必要であった。その際いつも数名の者が彼女に噛まれたり引っ掻かれたりして，ひどい傷を負った。さらに彼女は隔離室でベットに拘束されると，一日じゅう聖歌を歌い続けた。抗精神病薬の大量投与を行なっても状態はあまり変化しなかった。本人は訴えないものの明らかに幻視や幻聴を体験しているようであり，天井を凝視し，一貫して自分を「神の子である」と感じているのであった。
　しかし彼女は私に対してはいつも共感をもって接してくれた。彼女は私にこう語るのであった——若い医者であるあなたは多くのさまざまなことを自分とともに体験しなければならないが，しかしあなたはさらにまた多くのことをも学ぶ必要がある。そして，いつか自分は自殺することになる，それはたしかなことなのだけれど，そのときあなたには傷つかないでほしいのよ，と。
　われわれはこの症例において，個別に動く明瞭な「心理断片」を見て取ることができる。その一つは，緊張に満ちた動物的自己の提示であり，もう一つは，自信に満ちた神聖なる自己の提示である。それらは，あれこれ変転するものの，いずれも現実的であり，はっきりとした構造をもつものであった。同一の自己に対するこの二つの提示は，ともに強い感情的負荷をおびている。それは強烈な魅惑を予感させるような，不気味さ，怒り，恐怖の感情

である。薄暗い隔離室で過ぎていった時間は，追想の中で，神の啓示体験の強度に緊張した雰囲気に満たされ，そしてまた同時に，家畜小屋の鼻をつく匂いと動物の憩いの気分に支配されてもいる。

ところで，精神病にまで発展したエルケの緊張が産み出した形象，すなわち家畜小屋にいる神の子という全体の構図を，その分裂の理由については問わぬまま眺めてみることにするならば，魂を吹き込まれた大猿であるところの人間において作動している動因——このようにならんだ形では，しかもこのような露骨な形では，通例タブーとされてしまうはずのもの——がまさにそこに具現しているのが見いだされる。

神の子とは，すべての地上的なものや動物的なものから遠く隔たったものであり，「魂そのもの」であり，愛そのものである。自己についての孤立したパースペクティヴであるこうした習俗的な観念は，罹病の年月においてもつねに欠けるところなく保持されていた。そしてこの観念は，精神科医に対してはこの症例を幻覚妄想状態の精神病として医療の対象とすることを可能にし，また患者に対しては彼女の嫌悪する精神医療を少なくとも幾分かは耐えやすいものとしたのである。

しかし，このように考えだされた自己規定と甚だしい対照をなして，彼女の自己はときおり，まさに動物的なしかたで，その自己自身の獣としての側面を生きることになる。そのさまはひどく獰猛で危険であり（事実，他人に噛みつき，危害を与えている），タブーを打ち壊し，周囲の者にも暴力性を引き出すものであった。だからこそ，周囲の者たちも徒党を組んで，この危険きわまりない生きものを制圧し，注射を打ち，縛りつけ，ついには厄介な手続きなどふむことなく中絶を行ない（キリストの家における中絶），さらには手際よく，しかし正当な根拠もなく，断種にまで及ばざるをえなかったのである。

われわれを引きつけるこうした神聖かつ動物的な形象の二つの側面は，緊張に満ちた精神内の弁証法を反映している。この弁証法は，正常なわれわれの精神とも無縁のものではない。それは，明らかに強い負荷を帯びた対立する衝動を，少なくともしばらくの間，封じ込めることを可能にしてくれるのである。

エルケの対決の姿を観察してみると，彼女がついに神聖な安定した妄想を理念世界のうちに形成したのは，社会的にタブー視されている矛盾した極端な動物的感情を封じ込めるという心理経済的必要性によっているのではないかと思われる。凝集していく妄想観念の発動装置は，エスの一部の孤立した

領域に存在すると考えられる。このエスの領域は，正常な自我の制御と固定化した妄想とによって封鎖されており，したがってその他の心的領域の心理経済的状況とはさしあたり無縁の状態にある。妄想が徐々に構造化されていくことによって，衝動的感情面での耐えがたい緊張は一つの次元に圧縮される。そうでなければこの緊張に耐えることは不可能である。

症例から明らかになったのは，新たに構造化されたこうした緊張焦点——孤立し，被い包まれており，何らかの形をもって限定されたエスの領域のうちに存在する緊張焦点——が相対的自律性を獲得することがあるということである。

固定妄想観念において観察されるこうした自律性ないし固有力動は，分離した緊張焦点の構造がそれ自身のうちにおいて自我あるいは超自我と同様に組織化されていることを証明している。他方で，獣への転落という事態の暴発とそれに続くその述懐において明らかに見て取れるように，固定妄想観念をその人の心理全体のシステムのうちに統合できないという事実は，周囲と隔絶して構造化された自我断片がそれ固有のエスをそなえている，すなわち周囲の力動全体と隔絶した緊張野をそなえていると言ってもよいことを明らかにしている。

したがって固定妄想観念とは，孤立した自我断片によって組織化された緊張力焦点が分離顕在化したものであるということになる。これによって，全体として見れば，エスの緊張の総和や分布も，自我全体の構造も，おしなべて変化してしまい，簡単には元にもどらなくなっている。

このような変化についてはチオンピ（1982）[8]が最近特に指摘しているが，それ以前にもコンラート[9]とキスカー[15]はすでにこうした変化をとりあげて論じていた。この変化が安定をもたらす理由は次のことによる。すなわち，心理全体のシステムがこの構造変換によって精神法則上何らかの利益を得るということ，言い換えれば，この構造変換によって精神力動の全体の秩序の度合いが向上し，自由に利用されるエネルギーが減少するということがその理由である。

以上のことから，病前に存在する方向づけのないエネルギーが，すでに形成ずみの複雑な自我構造の内部で消費されず，したがって組織化もされない場合には，心理経済的に見て妄想観念の発生に有利な状況ができているものと考えられる。

ところで，妄想の発生についてのこうした心理経済的説明はたしかによくできてはいるのだが，そのような理論をもってしても，固定妄想観念が患者

自身にとってどのような意味をもつかという点については，言うまでもなくまだ何も解明されたことにはならない。R. シュライファー[22]が指摘するように，患者の自己にとって妄想という構造が解釈学的（ヘルメノイティシュ）な開示の力，意味をうちたてる力を有していることをわれわれが否定しようとするのであれば，そのときわれわれは，妄想という事象の本質的な次元をいとも簡単に見過ごしてしまうことになるだろう。つまり S.フロイト，E. クレチュマー，さらに L. ビンスヴァンガーによってこの本質的な次元への手がかりが与えられているのにもかかわらず，われわれはその手がかりを再び失ってしまうことになるのである。

　ブランケンブルクは 1965年(a)[4]に，ある症例の経過の現存在分析的研究を行なった。症例は 34歳の鉄道職員で，ふだんは気の小さいまじめな性格なのであるが，結婚式の直前に時計を拾った際，これを直ちに遺失物係に届けなかった。どう見てもそれほど異常とは言えないこのできごとのあと，彼は新聞の広告欄を毎日細かく調べるようになった。時計を落とした人が新聞広告を出していないかどうかを調べていたのである。このあまり目立たない行動変化がしばらく続いたのち，突如としてまわりの者から追われているという妄想が出現した。それは彼が新聞で，拾得物を 3日以上所持していた者は罰せられることがあるということを読んだときのことである。

　この論文の中でブランケンブルクは，日常世界的な定位から逸脱して妄想的に意味づけされる新たな世界へと入り込んでいくこのような過程を「ある主題の妄想的独立」と呼び，知覚と思考と感覚のカテゴリー的変化が起こっていることを特に指摘した。ブランケンブルクによれば「この妄想患者において時間は狭められて，届け出の期限だけに限局される」のであり，「それと同時に，空間全体の広がりも収縮し，当局の調査や捜査から近いところにいるか，遠いところにいるかということだけに限局される。さらに時間や空間と同様に，彼のまわりの事物，とりわけまた人物に対する関与のカテゴリー的構造，すなわち彼をとりまく世界，彼と共に存在する世界もまた狭められ，このたった一つの主題に限局されている」のである。

　ビンスヴァンガーはやはり 1965 年[3]に，妄想患者は感覚データを「何らか異なったしかたで経験の中に組み込む」のであると述べているが，ブランケンブルクはここでそれよりもさらに綿密に，感覚データの処理側面が，固定妄想観念のカテゴリー的枠組みの中では，コンセンサスに基づく正常な行動の枠組みの中で「われわれに対して」現象せしめる知覚内容とは異なる知覚内容を現象せしめるのであると考えている。つまり，感覚データを現象へ

と導く解釈学的円環過程が妄想患者の場合には，ここに示した理由により，健常者と構造的に異なるしかたで組織化されているのであり，言い換えれば，意味構築の過程が固定妄想観念によって変化を被っているために，そこに産出される世界は，ある別様の，しかし患者にとってはより安定的な秩序をもった世界となるのである。

このように少なくとも自我の特定の一部が構造変換されるのは，それ自体としては心理経済的な理由によっており，無意識のうちに行なわれていることなのであるが，この構造変換の内実はヘルメノイティク（解釈に関わること）であり，すなわちある程度の意識をともなう世界解釈である。このことは，今になって考えれば，1918年にE. クレチュマーが紹介した敏感関係妄想[17]の最初の症例においてすでに明らかなことだったのである。ただその際，われわれはこの症例を，（何かを）構造化する構造というパースペクティヴにおいて読みとろうとする必要がある。

クレチュマーの記載によると，営林署職員の娘である患者G. は，幼いころから倫理的抑制の目立つ柔和な性格の女性であったが，ある激しい恋愛事件ののち，「体の中に蛇がいる」という妄想的確信を発展させた。それはちょうど，患者の女性の友人が「蛇のそそのかしというのは実は肉体的な情欲への誘惑のことだと考えねばならない」ということを言ったその瞬間のことであった。

当時クレチュマーは，強い感情緊張と，付加的な情報（「肉体的情欲への誘惑」）による印象との影響下で，ある主題が，（聖書の）一般的知識についてのコンセンサスから逸脱して固定妄想観念へと突然変転することがありうるという観察事実を重視していた。

> 「意志の関与なしに一次的な体験内容が二次的な，病的で奇異とも見える表象へと急変することを（中略）われわれは反転（インヴェルジオン）と呼んでいる。これは，独立で意識的で二次的な思考メカニズムへの（中略）反射的な急変のことである。」

内部へと向けられたこの自律的な思考メカニズムは，心理経済的には分離したエスの一部分によって独自のエネルギー供給を受けており，やがて能動的に，すなわち「蛇のように」次々に，自己自身と外部の世界とを解釈していくようになる。こうしたことは，われわれから見ると奇異で不自由とも思えるのであるが，自己にとっては高い機能性をそなえたヘルメノイティクと

して役立っており，極度に「悪性の」感情負荷がかかっていたり，新たな多量の感覚データが押し寄せているような場合に，主体がそうした事態に対して構造化されたしかたで対処することを可能にしているのである。

　反転という過程によって，独自なエスおよび自我からなる構造と独自なヘルメノイティクの能力とをそなえた一つの内的対象が発生するのである。それは精神法則上封じ込められており，構造上収束しており，またその自我は独自な緊張焦点を制御している。

　したがってこの内的対象は，その構造としての特性において，極端な（ときには「悪性の」）エス量を内部へ向けて封じ込めると同時に，それ自身の内部に存在する妄想緊張[19]を，（内部の状況を）外部に向けて投射し構造化する作用をもった一つの構造へと変化させる。この一つの構造は，能動的かつ特異的に（何かを）観ることができる。より正確に言えば，システム全体の負荷軽減がなされるべきであるとすれば，この一つの構造は，妄想緊張が存在するがゆえに，特異的に妄想的なしかたで（何かを）観るのでなければならない。

　自律的なエネルギー供給を受ける「思考メカニズム」反転という事態によって，全人格の自己の内部に一つの付加的構造が発生したことになる。この発生そのものは，一次（原発）過程的なものである。ここに発生した構造は，独自なパースペクティヴ的な意識としての質を有し，分離した自我の一部――それ自体一つの組織体をなす自我――へすべてを一次元的に関係づけるというしかたで世界を構造化する。新たに発生した構造は，（本来の）自我と同様に，それ固有のエスを包含している。このエスは，それ自身のうちにおいて強い緊張をもっていることがあり，分離しながらイデオロギー化するというその特性によって事象全体から隔絶した状態にある。ここに述べた全過程は，力学的に言えば，すでにチオンピも論じているように，いわゆるベナール Bénard の不安定性のパラダイムに相当するものである[20]。

　妄想という精神内部の事態は，自足的エネルギー供給をもつ反転した「思考メカニズム」の突発が固定化をもたらすこともあって，きわめて安定しており，エネルギー論的にもきわめて効率がよい。まさにこの理由によって，妄想は慣性を有することになり，妄想の発生したあとに治療によってあらためて構造変換を引き起こすことは非常に難しくなってしまうのである。自己の内部に相対的自律性をもつもう一つの自我構造（副自我）が生じ，これにともなってある種の慣性をもった妄想が成立するというここに述べた過程には，しかしもう一つ別の側面，すなわちコミュニケーション的側面が付随す

る。というのも、こうして妄想を抱くに至った患者は、まさにその瞬間から、コミュニケーションの欲求のすべてを実在のパートナーによって満たさなくてもよいからである。患者は自身のうちに、自律的なエスおよび自我の機能をもつ安定した主体類似の構造を発明し、見事に実現したのである。

したがって妄想患者は、反転に成功したのち、もう一つの自我を携えて生きていくのである。この副自我は、その構造の目新しさによって魅惑的でさえあり、実在の新たなパートナーがそうであるように、強い関心を引き、多くの関与を要求する。治療関係で逆転移が生じたときに関心や関与が引き起こされるのも、副自我のもつこの魅惑という特質によってである。エルケの場合にもこの特質は際立っていたと言えるだろう。

1983年に私がアンヤ Anja という女性患者の例において詳しく論じたように[16]、妄想患者はかなりの部分において自分自身とコミュニケーションしている。構造的に見れば、妄想患者は他者の共同体から独立しており、それゆえに自閉的な引きこもりをいとも簡単に実行できるのである。道を外れた者としての患者の孤独（K. P. キスカー）は、このような理由から、われわれにとっての孤独、すなわち現実のコミュニケーションにつねに頼らざるをえないわれわれの側での孤独にすぎないのである。妄想患者は自分自身のうちにパートナーをもっている。それは分離した主体類似の複合体である。妄想患者は、構造的に見て、通常の生物たるわれわれよりも、より自律的な存在である。これが第一の結論である。しかし「構造的に」とは正確にはどのような意味なのだろうか？ 構造とは何か？ そしてその構造は、われわれのテーマであるパースペクティヴ性とどのように関連するのか？

ヤンツァーリクは1981年に次のように書いている[13]——「構造は状況に由来する。構造とは、情動的色彩ないし心理野の力として現われる力動と、そのときそのときの心理野を特徴づける内容的規定とが堆積したものである」。

したがって構造とは経験の堆積であり、これが一方では人格の中核を形付け、人格に特定の方向を与えるのであるが、他方ではまた、解釈を実行して知覚システムを構造化するというはたらきをもち、その結果、主体の前に世界として現前するものごとを能動的に構造化していくのである。

O.カーンバーグ の考えを継承した R.フェッチャーは同じく1981年[10]に、構造理論と精神分析理論を機関（オルガノン）モデルによって統合するという興味深い試みを行なった。その際フェッチャーは、自我とは「ものごとに関連を与える機構（オーガニゼーション）」としての「表面の存在」であると

いうフロイトの命題から出発して，ナルシシズム理論を参考にしながら以下のような結論に到達した——「自我は自己の一つの器官（オルガン）である」が，それは世界と自己（人格の全体という意味での自己）とを対象化する器官である。すなわち「自我は自己を客観化する」のであり，また「自我は自己と対象を知覚するが，それ自身（すなわち自我）を知覚することはない」のである。

したがって，このような今日の考え方からすると，自我とは，自我以外の内界と外界からのデータを対象化する器官であり，こうした処理を受けたデータは，特定の経験という構造的基盤に即して自己の前に「所与」ないし「事実」として現象することになる。自我は通常，首尾一貫した堅固な構造であり，自我のそうした構造によって，言い換えれば，自我の行なう構造化作業によって，エスと感覚データの両者が制御され，組織化されている。こうして自我は内部世界と外部世界を——創造的に，さしあたり心像として——構築しているのである。

自我の媒介によって成立するこのような内部と外部の弁証法は，すでによく知られたものであり，通常は安定なものなのであるが，反転によって妄想が形成されるような際には——その固定妄想観念そのものが高い安定性を示すにしても——たちまちバランスを失い，以前は首尾一貫し堅固に構築されていた自我の機構全体が解体し断片化するという事態が起こる。こうした事態はたとえば緊張病性のクリーゼの際に認められる。

「アダム・A. はもう生きていません」と統合失調症のある男性患者が朝の回診のときに述べた。これを述べたとき，患者は新たな緊張病性のクリーゼの直前にあり，口調は抑揚を欠き，顔は灰色を帯びていた。「アダム・A. は昨夜，蟻になりました［注：ein Ameis と患者は言っているが，本来はアリ eine Ameise（女性名詞）と言うべきところ］。私はアダム・A.ではありません。私は，昨夜その蟻を［den Ameis］踏み殺した者です」。そして小声で付け加えた。「最悪の状態です」と。

解体しつつある自我構造のこうした断片はわれわれに強い印象を与えるものである。こうした断片において，自然な自明性[4]のカテゴリー的基本構造としてシャルフェッター[22]が挙げた自我生命力，自我能動性，自我整合性，自我境界設定，そしてとりわけ自我同一性は，それぞれその否定態へと逆転している。このときなお保持されているのは，反転した副次構造だけである。すなわち，妄想的に体験され，性を失い，踏み潰され，踏み迷っている，あまりに小さく，しかもあまりに巨大な「蟻［Ameis］」という反転し

た副次構造だけである。われわれの現実から引き出されたこの「蟻」こそが、いまや Adam A. に残された最後の可能性として、ある一つの同一性を、すなわち構造化のはたらきをもつある一つの緊張焦点を、彼に提供しているものと思われる。この患者にこのときなされた単に寄り添うだけの治療によって、それ以上の緊張病性解体を一時的ながらも抑止しえたのは、「蟻」という副次構造が出現したからにほかならない。

　次のような仮説を立てたい。妄想を生み出すような反転は、結局のところ、エスの中の破壊的な一部分を捕捉するのであり、これによって全体として見るとそのシステムはたしかに安定化することになる。だがそれと引き換えに自己は、「悪性の」ものとなりうる器官を自らのうちに抱え込んでしまう。これが私の仮説である。

　このようにしてエスの破壊性は、たしかにさしあたっては、たとえば神の子という固定妄想観念のうちに捕縛されている。しかし緊張病性のクリーゼにおいてシステム全体の代償不全が生じると、この破壊的潜在力、すなわち本来の動物的な獰猛な性質が、突然再び解き放たれることがあり、その結果、自我全体の構造が断片化するという事態にまでいきつくこともある。

　妄想の産出および解消のこうした過程はつねに、そのとき心理野に存在する主要な諸力の関係を視野に入れた心理経済的な観点においてとらえねばならない。そうした諸力の関係が、構造の急変や自我実質の分離という事態を説明してくれるからである。しかしこの過程は、同時に、（妄想のうちにであれ、ともかくも捕縛されている）破壊力という観点からもとらえていかねばならないのである。

　したがって固定妄想観念という過程は生命維持的な効果をもっており、たとえば自殺的な圧倒的破壊力は、固定妄想観念の出現により直ちに、言わばコルセットを着せられ、封じ込められるのである。

　さらに言えば、この封じ込める作用をもった構造はその目新しさによって魅惑的でさえある。そうした構造は、それ自身のうちに自我とエスとの間の弁証法をそなえており、その意味で人格としての特徴をもっている。したがってこの構造とコミュニケーションすることが可能なのである。そうした構造についてもう一つ最後に重要なことは、それがまさに構造としての特性をもっているということであり、このことによってそれは、妄想観念へと一次元的に関係づけられるパースペクティヴにほかならないのである。このパースペクティヴは、自己のパースペクティヴ性全体の中にあって部分的に変化したパースペクティヴであり、副自我によって所有されている。固定化

した妄想においては，副自我のもつこの変化したパースペクティヴが優勢となり，自己と世界に対する一つの知覚形式となっている。

このようにして妄想的な構造変換を受けた主観性が発展することによって，妄想患者では相互主観性，すなわち世界の相互主観的な構成——その構成のうちに与えられる主観性をも含めて——もまた新たに編成されているのだということは，言うまでもなく明らかなことである。

したがって，一つの，あるいはいくつかの自律的な緊張焦点が反転分離し，自己の内部にそれまでは存在しなかった副次構造が出現するのと同時に，相互主観性と，その相互主観性のうちに基礎をもつ知覚は，それまでとはまったく別のものとなる。自我はそれ自身を自我の副次構造のパースペクティヴから観察するようになる。自我は，言わばその仕事の最中にさえ，それ自身の姿を見るようになるのである。これにともなって治療関係もまったく新たな位置づけを獲得することになる。すなわち，治療者は第3（またはそれ以降）の者となるのであり，したがって二者間関係の状況は成立しなくなるのである。

妄想患者との出会い[1]は，少なくとも二者以上の者たちとの出会いである。それらは互いに相手を観察しており，またそれらのうちのある者は高度に破壊的な性格を帯びているはずである。妄想患者の精神療法の経過において治療者の側にしばしば認められる同一性危機[2, 23]は，おそらくこのことによって生じている。しかしまた，急激に変化する逆転移反応（眩惑，怒り，パニックなど）や治療者自身の知覚の歪みも，このことによって生じているものと思われる。少なくとも私自身が関わってきた「獣化」現象の例のすべてにおいて，ここに挙げたような治療者側の体験は，私のうちに今でもなおありありとよみがえってくる。

したがってパースペクティヴの相互性というものは，妄想患者においては，かなりの部分，患者自身の自己の内部で実現されるにとどまる。この意味で患者のパースペクティヴは拘束されているのである。したがって，副次構造として部分的に自律的となった自我およびエスの焦点を有する妄想患者に対して共感や乗り越えといったことが要求されるとすれば，われわれに対してそれが要求される場合に比べてずっと負担の大きな抽象作業がなされねばならないことになる。それは，たとえて言えば，超越論的自我の位置に到達しようという哲学者の企てにも匹敵するような作業である。

感情の次元について目を向けるならば，われわれが妄想患者に接するとき，われわれ自身の側に急激に変化するさまざまな感情が生じることを見込

んでおかなければならない。それはあたかも複数の人を相手にひとりで論争をしている状況と同じなのである。いかなる感情が出現するかは、われわれがちょうどそのときに副次構造をもつ患者の自己のうちのどの器官とコミュニケーションしているのかによって決まることになる。いくつかの自律的な焦点をもつひとりの人格とコミュニケーションをとらねばならないという意味でこれはある種のダブルバインドとも言えるのであり、そこでわれわれが体験する冷温交互浴においてわれわれがわれわれ自身の統合能力の限界にまで導かれるのだとしても、それはもはや驚くに値しない。

Literatur

1 *Baeyer, W. v.:* Wege in den Wahn (Angst und Wahn). In: *Schulte, W., Tölle, R.:* Wahn. Thieme, Stuttgart 1972, S. 1–8
2 *Benedetti, G.:* Menschliche Existenz zwischen Wahn und Besessenheit. Wege zum Menschen. 1982, S. 52–63
3 *Binswanger, L.:* Wahn. Neske, Pfullingen 1965
4 *Blankenburg, W.:* Die Verselbständigung eines Themas zum Wahn. Jahrb. f. Psychologie, Psychother. u. Med. Anthropologie 13 (1965a) 137–164
5 *Blankenburg, W.:* Zur Differentialphänomenologie der Wahnwahrnehmung. Nervenarzt 36 (1965b) 285–298
6 *Böker, W., Brenner, H.D.:* Selbstheilungsversuche Schizophrener. Nervenarzt 54 (1983) 578–589
7 *Burkhardt, H.:* Die Wahnstimmung als pathologisches Kommunikationsphänomen. Nervenarzt 35 (1964) 405–412
8 *Ciompi, L.:* Affektlogik. Klett-Cotta, Stuttgart 1982
9 *Conrad, K.:* Die beginnende Schizophrenie. Thieme, Stuttgart 1958
10 *Fetscher, R.:* Das Selbst und das Ich. Psyche 35 (1981) 616–641
11 *Glatzel, J.:* Die paranoide Eigenbeziehung aus der Perspektive einer interaktionalen Psychopathologie. Nervenarzt 52 (1981) 147–152
12 *Hagen, F.W.:* Fixe Ideen. Studien auf dem Gebiete der Ärztlichen Seelenkunde. Besold, Erlangen, S. 39–85
13 *Janzarik, W.:* Situation, Struktur, Reaktion und Psychose. Nervenarzt 52 (1981) 396–400
14 *Jung, C.G.:* Allgemeines zur Komplextheorie. 1934. G.W. 8, Walter, Olten 1971, S. 105–120
15 *Kisker, K.P.:* Der Erlebniswandel des Schizophrenen. Springer, Berlin-Göttingen-Heidelberg 1960
16 *Knoll, M.:* Der psychiatrische Gesundheitsbegriff – seine dialektische und reflexive Bestimmung. Z. Klin. Psych. Psychopath. Psycho theor. 31 (1983) 43–52
17 *Kretschmer, E.:* Der sensitive Beziehungswahn. 1918. Springer, Berlin-Heidelberg-New York 1966
18 *Kuhn, R.:* Zu *Freud*s Abhandlung über das Unheimliche. In: *Baeyer, W. v.:* Erwin W. Straus on his 75th birthday. Springer, Berlin-Heidelberg-New York 1966, S. 152–161
19 *Matussek, P.:* Untersuchungen über die Wahnwahrnehmung, 2. Mitteilung. Schweizer Archiv für Neurologie und Psychiatrie (1953) 189–210
20 *Prigogine, I., Stengers, I.:* Dialog mit der Natur. 1980, S. 150 f. Piper, München 1981
21 *Scharfetter, C.:* Allgemeine Psychopathologie. Thieme, Stuttgart 1976
22 *Schleiffer, R.:* Wahn und Sinn. Nervenarzt 52 (1981) 516–521

23 *Searles, H.F.:* Das Bestreben, den anderen verrückt zu machen — Ein Element in der Ätiologie und Psychotherapie der Schizophrenie. 1959. In: *Bateson* et al.: Schizophrenie und Familie. 1969. Suhrkamp, Frankfurt 1981, S. 128—167
24 *Simon, F.B.:* Das verlorene Vertrauen und der Ruf nach Kontrolle — Systemtheoretische Aspekte der „Ausgrenzung". Psych. Prax. 9 (1982) 59—63
25 *Weinschenk, C.:* Illusionen, Halluzinationen und Wahnwahrnehmungen. Arch. f. Psychiatr. u. Z. Neur. Bd. 189 (1952) 453—476

同一性理論から見たメランコリー性妄想

アルフレート・クラウス

問題設定

　われわれは同一性理論を手がかりにしてメランコリー性妄想の問題に取り組んでいくのであるが，その際われわれが前提としているのは，クランツ（1962）の提出した次のようなテーゼである。すなわち，統合失調症では世界が自我に対して，あるいは自我が世界に対して，どういう位置にあるかということが問題になるが，循環性うつ病ではそれとは異なり，自我が自我そのものに対してどういう位置にあるかということが問題になるのだというテーゼである。

　もしこのテーゼが正しいとすれば，このような自己関係の変化は単に内容面で規定されるだけなのか，それとも構造的にも規定されるのかを問わなければならないことになる。メランコリー性妄想が，内容面だけでなく構造的にも変化した自己関係に関わるのだとすれば，二番目の問いとして，その内容・構造ともに変化を被った同一性は，うつ病ないし躁うつ病の患者の病前体制（性格特性や社会行動）にどのように関係しているのかということが問われることになる。

　特にK.シュナイダー（1922, 1950）以降のことであるが，われわれは妄想ないし精神病の現存在（ダーザイン）と相存在（ゾーザイン）とを区別している。さらに相存在は，内容としての相存在とそれぞれの形式としての相存在とに分けられている。形式とは，本論の文脈では，特定の内容が妄想観念という形式で与えられているという意味である。妄想の内容は生活史ないし性格から了解できる場合がよくあるが，妄想の形式，すなわちその主題の「妄想という特殊な存在様式」の方は，伝統的な見方によると，（了解的に）導出できないとされている（K. Schneider 1922）。われわれの考えでは，同一性理論を用いれば，メランコリー性妄想における同一性形成と病前体制における同一性形成との比較が，内容面だけでなく構造面でも可能となるので，それに基づいて導出不可能性という公準を改めて吟味することができるはずであ

る。

同一性の二つの次元としての主体自我と対象自我

　メランコリー患者の病前体制における同一性形成とメランコリー性妄想における同一性形成の問題に取りかかる前に，同一性という概念について説明しておかなければならないだろう。そうすることで，同一性理論によるアプローチと本書の主題であるパースペクティヴ性との関係も明確になる。

　人間の同一性は，今日なお広まっているその実体論的なとらえ方とは反対に，何よりもまず「生きられる」関係としてとらえる必要がある。すなわち，ある個人の自分自身に対する関係，または他者ないし社会に対する関係が，その人自身のうちに何らかの形で示されているとき，それらの関係を同一性と見なすのである。自我は自分自身に対して何らかの立場を取り，そのことによって同時に自分自身にとっての対象（客体）となる。したがって，人間の同一性そのものがパースペクティヴ的な概念である。自分をつねに新たに投企し，自由に決断し，自発的に自ら立場を選びとるような自我，すなわちわれわれの言う主体自我（自我同一性）と，対象化され判断される客体的な自我，すなわち対象自我（対象同一性）は，同一性の二つの異なる次元であり，弁証法的に見れば，二つの対立する極である。主体自我の対象自我に対する関係は，対象自我が主体自我の自発的創造性によって絶えず新たな同一性に向かって踏み越えられる，という内的否定から生じる。こうした踏み越え（超越）において私の同一性は時間的に見て以下の6つの局面に映し出される。私は一方で，過去の私であり（私は私がそうであったところのものである），現在の私であり（私は私がそうであるところのものである），未来の私である（私は私がそうであろうところのものである）。他方，私はもはや過去の私ではなく（私はもはや私がそうであったところのものではない），まだ未来の私ではない（私はまだ私がそうであろうところのものではない）。そして私の現在の存在は，私が過去の私であり，未来の私であるということによって，再び否定ないし相対化される（私は必ずしも私がそうであるところのものであるとは限らない）。

　ここに示されているのは，空間化された時間表象から連想するようにわれわれが何らかの意味で過去・現在・未来においていつも同一のものであるというわけではなく，われわれはそれぞれ異なる時間の脱自態（エクスターゼ）においてそれぞれ構造的に異なる関係をわれわれ自身に対してもってい

るということである。それぞれの自己関係が時間性の基礎の上で生じるというだけではない。むしろ，異なる時間の脱自態のそれぞれが，われわれの存在の，言い換えれば，「～でない」ということにおいてつねに一貫しているわれわれの同一性の，それぞれに異なるパースペクティヴないし次元であると言うべきなのである。

このように人間の同一性を，自己を絶えず踏み越えていく動きとして連続的弁証法的過程のうちにとらえるのであれば，人間の同一性とは，つねに生成する同一性であるということになる。対象自我としての私は，変更不可能な「～であった存在」という意味で私の過去である。また主体自我としての私は，限りなく生じる無数の可能性であり，決して終結することのない「～でありうる存在」である。しかし対象自我としての私は，そこに生まれそこで生きる，そのときそのときの状況でもある。たとえば私の身体的存在（遺伝体質など），国籍，住む土地や家，所有物といった意味での状況，すなわち被投性でもある。これらはみな，私と他者に対して客観化可能で対象的で具体的な私の存在のさまざまなパースペクティヴである。私は私に対して対象であるだけでなく，他者に対しても対象であり，しかも私は，他者に対する対象である私を，私に対する対象である私につねに関係づけている。私が他者に対して対象であるのは，私が他者によって判断されたり，あるいは他者に用いられたりすることを通してだけではない。対象自我は，そのような他者に対する外的な対象存在という面に加えて，「他者を通して，かつ他者に対して，規定される存在」という面をももっている。対象自我は，他者を通して媒介され，私は，他者を通して他者に対して規定されるその存在を私の自己存在へと引き受けるのであり，他者を通して他者に対して規定されるその存在は，私にとっての私の存在構造の一つとなる。対象自我という概念は，一部には，ミードのいう「ミー me」の意味で他者および社会に結びついたわれわれの存在構造である。他者の特定の態度や社会慣習をこの対象自我の中で引き受けること（内化）によって，私ははじめて共同体を成しうる存在となり，行なうこと，考えること，望むことなどあらゆる面で，他者の態度や社会慣習によってある程度支配を受けることになる。しかし同時に私は主体自我として，他者や社会から対象的に規定を受けるこの存在に対して反応する（ミードはＩの me に対する反応という表現をしている）[注1]。このような自己規定性と他者規定性という私の同一性の二重規定性から，私の存在ないし同一性に新たなパースペクティヴが生じる。

メランコリー患者における病前の同一性形成

　別の場所で私は，メランコリー患者ないし躁うつ病患者の同一性形成について詳細に論じたことがある。単極性うつ病ないし双極性躁うつ病の患者の病前性格に関する研究成果から（研究および総説として，Kraus 1977, von Zerssen 1980, Akiskal et al. 1983, Tellenbach 1983, Matussek u. Feil 1983を参照），私は単極性うつ病患者の過剰に同一化した同一性形成という形式構造を取り出した（Kraus 1977, 1987）。これはある程度までは双極性躁うつ病の患者にもあてはまることなのだが，こうした患者の場合には複雑な事情が関与しているので，ここではメランコリーと同義である単極性うつ病の患者に限定して話を進めることにする。

　過剰な同一化ということがここで何を意味しているかは，先に示した人間の同一性のあり方から，すなわち，絶えざる自己の踏み越えとともに主体自我による対象自我の内的否定を内実とするような同一性のあり方から，明らかになる。メランコリー患者ではそれぞれの同一性標識との過剰な同一化が認められる。たとえば，慣れ親しんだ特定の時間的・場所的秩序，その時々の周囲のものごと，特定の価値や理想（連帯，真正，清潔，正確など），「良きコミュニケーション形態と自己形態」（Reiter 1965），自己犠牲を払ってまで他者と共生的に結びつこうとする態度などとの過剰な同一化である。特に，われわれはそれぞれの社会的役割への同一化が過剰であることについて言及した。このことは，彼らがそれぞれの社会的役割を維持することに大きく拠りかかっていることにも表われているが，このことがとりわけ明瞭に表現されているのは，役割への期待を過度に厳格に満たそうとする，過剰に規範的な行動様式においてである（Kraus 1977, 1979, 1987）。予め与えられた役割規範を満たすことから距離がとれないので，彼らはこうした社会行動において自己規定ないし自我遂行があまり自由に行なえない。同一性理論の言葉で一般的に言えば，外的対象との同一化による同一性形成，つまり対象自我による同一性形成という規定が，主体自我とその創造的で革新的な自我遂行による同一性形成という規定に対して優位となっているということになる。それに対応して，思考と行為のパースペクティヴの重心が主体自我よりも対象自我の方に偏っているのが観察される。このように過剰に同一化した同一性形成が特に顕著となるのは，メランコリー病相の誘発状況においてである。その状況には多くの場合，その人がその対象自我において過剰に同一化していた対象を喪失するという特徴がある。たとえば，役割喪失，役割変

化，転居などである。このようにメランコリーの患者には，病前の同一性体制においてすでに，構造的偏りがたしかめられる。

メランコリー性妄想の内容的側面

われわれはこれからメランコリー性妄想を検討していくのであるが，その際われわれの関心を引くのは，実際に語られる妄想内容だけでなく，妄想構造，つまりさまざまな妄想内容や妄想の形式的特性の中に析出してくる同一性の構造である。

メランコリー性妄想のあらゆる内容や主題の範囲，その頻度の分布，ある文化圏内での推移や文化比較などに逐一立ち入っていると話題が逸れてしまうので，ここでは次のような要約にとどめておこう。

1．メランコリー性妄想の内容は主として罪責，劣等感，不全感，貧困，心気といった主題に限られ，個人間の高い恒常性がある。これは，たとえば統合失調症の妄想ではずっと広いスペクトラムがあり，上記のような主題が出現するのがずっと稀であるのと比べて目を引く。

2．メランコリー性妄想は，統合失調症の妄想が各時代の出来事に強く彩られるのに比べて，内容面で時代推移の影響を受けにくい（Orelli 1954, Kranz 1955, Lenz 1957）。

3．このような文化内でのある程度の恒常性に加えて，異なる文化間での恒常性もある程度確認される（Kimura 1965, 1967, Pfeiffer 1971）。

メランコリー性の妄想観念はきわめて普遍的で，個人間に差がないようにも見える（K. Schneider 1950）のであるが，その主題の範囲は狭くある程度恒常的だとした上で，多くの研究者はなお性格学的特性とそれぞれの妄想主題との関係が想定できるという（Orelli 1954, Schulte 1954, Hole 1977, Tellenbach 1983）。これら性格類型学的な方向の研究は，ほとんどの場合，性格形成と妄想内容との間に内容の直接的対応を指摘している（たとえば，罪に敏感な人は罪責妄想をもちやすく，病前に劣等感を抱いている人は劣等妄想や不全妄想をもちやすいなど）。ヤンツァーリクの価値心理学的アプローチは，それぞれの妄想内容と対応するものを，その人の中心的な価値領域に求めているという点で，これらの研究とは異なる。彼の研究によれば，たとえば罪責主題は，人と結びついた価値を優先し，人との交流や共感の能力のある人たちに見られ（Janzarik 1966, S.456），貧困妄想は「特に所有物にこだわり，農民や実業家のように，所有物を守ることや増やすことが仕事そのも

のであるような人たち」に見られるという（1956/57, S.230）。メランコリーが生じているときに，その内容は別にして，妄想が出現するかどうかは，患者の性格によって決まるということを，ブランケンブルクが最近指摘している（Blankenburg 1989）。

メランコリー性妄想の形式的側面

「原不安」

K.シュナイダーは，メランコリー性妄想について形式上の重要な特徴を指摘した（1950, 1967）。彼によれば，統合失調症患者の妄想内容が多様で「個人的」であるのと違って，メランコリーにおいて妄想主題として繰り返し現われるのは，きまって同じ原不安，すなわち「罪業，心気，貧困」の不安である（1950, S.193）。それはつまり，どの人間にもありうる「心，身体，そして生活の困窮をめぐる憂慮」という基底的不安である（1950, S.193）。同様にE.ブロイラーも，うつ病の妄想の対象となる三領域として，良心（罪業妄想），健康（疾病妄想），財産（貧困妄想）を挙げている。本論の冒頭で，メランコリー性妄想は自己関係と関わっているとするクランツの見解（1950）に触れておいたが，ルフィンもこれと類似の構想を述べている（Binswanger 1960 より引用）。ルフィンは，物質，生命，価値という面での喪失の恐怖（それぞれ貧困妄想，心気妄想，罪責妄想に対応）が，自我に関わる現存在の主要なテーマであるとした。ビンスヴァンガー（1960）とテレンバッハ（1983）が，メランコリーは被投性の側からの現存在への脅威であると述べていたことも思い起こしていただきたい。われわれが対象自我と呼んでいるものは，ある意味で，人間の被投存在に相当し，こうした見方では，対象自我は，主体自我という自己投企する存在に対置されることになる。

原不安と同一性

同一性理論では，メランコリー性妄想は，人間の同一性がもつ三つの基本可能性と関わっていることになる。すなわち，われわれの身体（心気妄想）と所有物（貧困妄想）に見られる同一性，およびわれわれの存在（劣等妄想と罪責妄想）や能力（不全妄想）を価値づける判断に見られる同一性である。不全妄想については後で別個に扱うことにするが，メランコリー性妄想ではわれわれの存在の対象的側面，すなわち対象自我が，つねに際立って重要な位置にある。メランコリーの患者が妄想の内容で，たとえば所有物や罪

のような外的対象を憂慮しているように見える場合でも、彼にとって第一に問題となっているのはやはり自己自身である。

自己と外的対象の区別の不充分さ

メランコリー性妄想の中に析出してくる自己の問題は、妄想主題の特異性においてだけでなく、現象学的に把握できるその他一連の形式的構造特性においても、明確に見て取れる。メランコリーの患者が妄想の不安を打ち明ける様子を注意ぶかく観察すれば、自己をまきこんで主題化する傾向や、自己と外的対象を区別できない独特のあり方が判明する。妄想的な想念が特定の対象に結びついているとしても、その結びつきは多くの場合、表面的で大まかなものでしかなく、さらにその対象は一般化されやすく、また任意に交換できるようにも見える。ガウプ (1904) が、「経験連関による修正からの離脱」、「精神活動連関の中での独立化」と言ったのは正しい。ビンスヴァンガー (1960) も、「自然な経験一般の構成的条件からの離脱」ということを書き記している。たとえば、喪失経験は主として自分自身の体験から帰結しているように見えることがしばしばあり、外的対象において確認したことがらから帰結しているようにはあまり見えない。外的対象は喪失経験のきっかけにすぎないということがよくあり、そうした場合には、喪失経験はあとになってようやく外的対象に結びつけられるような印象さえ受けることが多い。

主体自我の欠損

以下では、このような自己自身に関わる喪失経験が、何よりも主体自我の減弱ないし欠損に結びつけられることを論じる。すでにフロイトが、メランコリーでは、悲哀（喪）の場合と違って、世界だけでなく自我も貧しく空虚になってしまうと指摘していたことを思い起こしていただきたい。しかし、自己のもつこのような特定の質が減弱することの影響が、統合失調症の場合のように自己所属性の体験にまで波及することは、メランコリーでは決してないと言ってよいだろう。

「古典的」なメランコリー性妄想の主題

メランコリー性妄想の内容において自己と外的対象との区別が不充分であり、そこには主体自我の減弱ないし欠損が関与しているというわれわれの

テーゼを,「古典的」な妄想主題にそって説明していくことにしよう。

貧困妄想

フロイトが悲哀について述べていたことと同様のことが,メランコリー患者が貧困妄想において語ってくれる内容からも明らかになる。すなわち,貧困になるという想念は,たいていの場合,客観的な事情よりもむしろ,対象に対する自分の価値の感じ方の変化——言い換えれば,外的対象にさえ自分自身の貧困を見て取るようになること——に関わっているということである。したがってこうした患者は,そのような貧困の恐れの根拠を実際に探したり,たしかめたりするということに対しては,しばしば奇妙に思えるほど無関心である。このような傾向は,これから見ていく他の妄想主題においても認められる。たとえばある患者は,家族が貧乏になって自分の娘が餓死したと信じ込んでいたが,家にいる娘に電話をかけてたしかめるよう周りの人たちが促しても,決して動こうとはしなかった。

心気妄想

心気妄想でも事情は似ている。たしかに心気妄想も,貧困妄想や罪責妄想と同様,特定の客観的なことがらと結びついていることがある。たとえば,胃弱とか肩や腰の不調といった以前からある問題が一層強くなったり,普段なら気にもとめない皮膚の変化がことさら気になったりすることがある。しかし重要なのはここでもまた,それに伴ってしばしば析出してくる自己連関のあり方であると思われる。このような患者においては,身体の一つの部分だけが恐怖の対象となっているのではない。この部分において身体としての実存ないし存在の全体が脅かされているのでもある。たとえば患者は,ある特定の病気にかかっているという恐れを抱くだけでなく,同時に身体全体が壊れている,駄目になっている,消えてなくなる,自分の全存在が癌になっている,などと信じる傾向がある。メランコリー患者の心気的傾向は,このような自己への連関という点で,言い換えれば,身体と自己とが区別されないという点で,ありとあらゆる身体的不調を訴え続ける神経症や精神病質の患者の心気的傾向とは異なっている。われわれの考えでは,疾病妄想において,貧困妄想の場合と同じく,疾病や貧困が自分自身の罪とさまざまに関係づけられることがあるのもこうした理由による。ヤンツァーリク(1957)によれば,メランコリー患者は妄想の中で,病気であることによって罪(負い目) Schuld を負わされるだけでなく,病気は罪の報いとして schuldig ふり

かかったもの，つまり罪に対する罰でもあると信じている。こういうことも，神経症的な心気症では通常見られない。

罪責妄想と劣等妄想

　罪責妄想の場合も，原則として同じことが言える。たしかに，ヤンツァーリク（1966）が指摘したように，患者の罪という観念が，具体的な過失，罪過，過怠の事実，すなわち行なうべきことを果たしていないとか，行なうように期待されていたことを果たせなかったといった具体的事実に関係していることはある。しかし，一切の事実を乗り越えるようなアプリオリな罪や劣等性（無価値）を信じこむ傾向が，多くの患者において少なくともある程度は存在している。このような傾向を直接とらえることは，診察する医師のみならず患者自身にとっても不可能である。メランコリー患者は，自分自身をひたすら劣等なもの，劣悪なもの，罪を負ったものとして体験しており，その上そうした評価は決して消し去られることなく永遠に続くと信じてもいる。患者にとっては，後悔や埋め合わせによる罪の解消も存在しない。メランコリー患者は，具体的に指摘できるような罪をもっているだけではなく，むしろ自分が罪そのものなのである(注2)。自分は人に劣っているという患者の自己評価も，彼の存在の一部の領域にとどまらず，存在全体に関わっている。多くの場合，患者は自分の罪の様態ばかりでなく，罪の程度についても，奇妙なほど不明確な言い方をする。まず最初に，自分が罪責対象であるということが前提とされていて，後でようやく自分を具体的な罪人と同一化しているのではないかという印象さえ受けることがある。サルトルが示したように，われわれが罪深く無価値であるのは，「他者」ないし「他者たち」（G. H. ミードの見方では，一般化された他者）の目で，あるいは神の目で，自分を見るときである。しかし自分を単に対象（対象自我）としてのみ見ることは，通常は主体自我によって抑止されている。主体自我のはたらきによって，われわれはわれわれの対象自我と決して完全に同一のものとはならない。主体自我を通じて，われわれはある意味で，われわれがいかなるものであるかということを選びとることができるからである。このように対象存在という存在様相を踏み越えることは，メランコリー患者の場合には，主体自我が欠損するために不可能である。罪を負い劣悪であるという点において，メランコリー患者は——人ではなく物であるかのように——この自分の対象的な存在に対してもはや自分自身の立場をとることができず，それに対して反応することもできない。彼は，自分の対象自我を主体自我において踏

み越えることができないので、その体験においてなすすべもなく自分の罪や無価値性に引き渡されてしまい、それに限定を加えることも、それに対して反省的に距離をとることもできない。メランコリー患者には、対象自我と主体自我の弁証法によってパースペクティヴ的見方をとるという人間に通常与えられている可能性が欠けており、したがってまた罪責対象の重要性を考量するような姿勢をとる能力も欠如している。このため、罪の咎めが客観的契機に比べてしばしば不釣合いに重いというだけでなく、その咎め方が非人格的で空虚なものという感じを与えもする。このようなことから見ても、罪責妄想を特に繊細な良心と結びつけるということは、われわれには正しくないように思われる。さらに、われわれの見るところでは、病前性格についても、メランコリー患者が過度に良心的だと無条件に言ってしまうのは誤りである。過剰に規範的な行動をとる典型的なメランコリー患者は、規範に基づく期待に対してその人独自な態度をとることができず、そうした期待に対して距離を置かずに過剰同一化してしまう。ミュラー＝ズーア（1986）の指摘によれば、「私は役立たずだ Ich bin ein Versager」とか「駄目な人間だ ein schlechter Mensch」などといったメランコリー患者の自責は、集団的な「価値ないし当為」の規範に強く関わるものである。ミュラー＝ズーアによれば、ここで患者が「私を主語とする言明」において不定冠詞（ein）を用いているのは、その患者が自分を「個別の質をもった個人」として理解せず、もはやただ集団的価値規範のパースペクティヴから自分を「数量としての一個の個人」としてしか理解していないからである。われわれは、このように「質的な個としての存在様相が数量的な個としての存在様相へと還元されていること」(Müller-Suur, S.352) を、メランコリーにおける主体自我の喪失を示すもう一つの証拠と考えている。

不全妄想

これまで挙げた妄想内容においては、どちらかと言えば、対象自我が脅かされ、あるいは失われるということが問題であったのだが、不全妄想においては、不全に陥った主体自我そのものが妄想の主題となる。すでに説明したように、主体自我とは、対象自我が絶えず踏み越えられていく中にあって、同一性標識としての個々の対象に対する、一定の独立性をわれわれに与えてくれるような自我である。主体自我とは、単に自由な自我であるだけでなく、これまでそのようなものであったところのものを次々と踏み越えていくことにおいて、それ自身を未来へと投企するような自我である。この意味で

主体自我とは，生成可能の自我(「～になることができる」自我)であり，さらに言えば，あらゆる可能の自我(「～できる」自我)でもある。これに対応して，不全妄想においては，たとえば「～を実行できない」といった何らかの事実的な不可能(「ある特定の～ができない」)が主題となるばかりでなく，「これ以上もはやまったく～できない」という意味での不可能もまた，ある程度の明瞭さをもって表面化してくる。アハスヴェル(さまよえるユダヤ人)症候群においてはこれが特に顕著に表われて，「もはや死ぬことができない」とまで信じこむことになる。このような言明においては，生成不可能(「～になることができない」)や，可能存在(「～でありうる」存在)の喪失，そしてわれわれの見方からすると，主体自我の喪失が，直接表明されている。

メランコリー性妄想と同一性

　貧困，心気，劣等，罪業という妄想内容において主題となるのは対象自我だけで，不全妄想の場合のように主体自我そのものは主題化されないのだとしても，前者の妄想内容においてもやはり同様にまず主体自我が欠損し，この欠損のために同一性形成の際に対象自我との過剰な同一化が不可欠となる，と想定することができる。したがって前者の妄想において問題となるのも不全妄想の場合と同様，根底にある不可能(「～できない」)ということである。つまり，貧困妄想と喪失妄想では，個々の具体的な所有や存在を超えて，総じて何かを所有するということの不可能が，心気妄想では同様に健康な身体をもつことの根本的不能が，劣等妄想および罪責妄想では自己の価値に支えられ，「罪から解放された」関係を自分と他者に対してもちうることの一般的不能が，それぞれ問題になっている。

　メランコリー患者と違って精神病でない人では，これらの根本的可能性が障害されることはほとんどないし，ましてやそれが完全に閉ざされてしまうようなことはまずない。根本的不可能性は，精神病でない人にとっては不安の対象ともなり得ないのである。したがってわれわれには，K.シュナイダー(1950)がメランコリー患者の不安をどんな人も接近しうる根源的不安，すなわち原不安と同一視したのは正当でないように思われる。だからと言って，人間一般の根本的不安がメランコリーで出現しないというわけではない。しかし，メランコリーの不安はその精神病の中核においては，あらゆる事実的なものを乗り越えてしまうような喪失，つまりアプリオリな（先験的な）可能性の喪失に関わっているのである。したがって，われわれの見方からすれ

ば、メランコリー性妄想の中心的主題とは、いま述べた先験的ないし根本的可能性を主体自我の不足という構造的欠損のために喪失することであると考えられる。しかしながら、このような形式的障害がメランコリー性妄想の本来の主題であるとするならば、このことは形式と内容という伝統的な区別を相対化することにもなる。

同一性理論から見たメランコリー性妄想における時間体験と時熟

対象自我が主体自我によって絶えず踏み越えられるという点において、人間の同一性は、つねに生成する同一性であるということはすでに説明した。したがって、主体自我が欠損し、これに伴って、脅かされた対象自我との過剰な同一化が起こってくる場合に、時間体験だけでなくその人の時熟まで根本的に変化しているのは驚くに値しない。これについては、現象学的精神病理学の論文や心理学的、実験心理学的論文が豊富にある（Straus 1928, Binswanger 1960, von Gebsattel 1963, Janzarik 1965, Bojanovsky u. Tölle 1973, Payk 1979, Pauleikhoff 1979, Kraus 1985）。メランコリー性妄想では時間の障害がさまざまな形をとって現われてくる。主体自我の欠損のために自己の踏み越えや対象自我の否定が不可能となっているので、メランコリー患者は、過去のものとできないこれまでの同一性あるいは「～であった」という同一性の中に、言わば幽閉されている。未来を単なる過去の繰り返しでなく新しいものとして表象する可能性が患者には欠けており、未来に向けて前向きの力動的な方向づけを与えられる可能性も欠如している（Janzarik 1965）。それによって未来のパースペクティヴが失われ、過去に関する思考が支配的となる。そればかりか、内的あるいは主観的時間の緩慢化の体験、さらには主観的な時間の停止の体験も起こることになる。時熟が失われているために、足踏み状態に陥り、同じ愁訴や妄想不安を際限なく繰り返し、思考を前に進めることが不可能となる。メランコリー患者は、過去からのみ時熟する「自分自身（対象自我）との同時性」のうちにあって、過去・現在・未来のすべての時間脱自態のパースペクティヴにおいて自分と世界を見て取る能力を失ってしまっている。しかし、われわれの見るところでは、それだけでなく、時間のそれぞれの脱自態が重なり合う（Zusammenfallen 同時に起こる／崩壊する）という事態も生じている。つまり、今かかっている病気には決して終わりがないとか、もう絶対に何もできないなどとメランコリー特有の仕方で患者が信じこんでいる場合は、現在が未来と重なり合っている。恐れている災

難や予期している喪失が，すでに起こったことのように体験される場合（アプリオリな完了）や，心気的に恐れている身体の疾患が，すでに存在していて避けようがないと経験される場合には，未来が現在と重なり合っている。今も昔もいつも無能だったとか，いつもうまくいかなかった，いつも抑うつ的だったなどと患者が信じ込んでいるときには，現在が過去と重なり合っている。ここで，時間の展開あるいは時間脱自態の崩壊ということ（つまり Zusammenfallen という語に含まれるもう一つの意味）を問題にしてもよいのかもしれない。けれどもここでは次のことを指摘するにとどめておかなければならない。すなわち，時間性の脱自的性質がさまざまな程度に失われることによって，意識野の狭縮が生じてくるが，そればかりではなくさらに，想起内容の時間的定位もまた困難になるということである。対象が時間のさまざまな脱自態の中で「ぼやけて曖昧なものとなる」ということが，メランコリー患者の記憶障害の決定的原因であると考えられる。また別の方向から見れば，この記憶障害は，メランコリー性妄想の確信内容とも分かち難く交錯しているのである。

そもそも妄想なのか

　よく知られているようにヤスパース（1965）は罪業妄想，貧困妄想，虚無妄想などといったメランコリー性妄想観念を「妄想様」観念と見なし，「真正（真性）」妄想観念には含めなかった。これらの観念がメランコリー感情から了解的に導出できるという理由からである。K.シュナイダー（1967）はまったく異なる観点から，こうした観念を記載する際に妄想とは言わずに，不安という表現にとどめている。すなわち，もともと存在している原不安が抑うつによって覆いをとられるにすぎないのであって，こうした観念は，何か新しいものとして産出されるわけではないと考えたのである。ヴァイトブレヒト（1972）は，メランコリー患者において，人生の状況から導出できない一次性（原発性）の妄想と，メランコリー症状およびその症状がもたらす変化に対する反応として生じたものと了解できる二次性（続発性）の不安および罪責感とを区別した。メランコリー性の妄想観念ないし妄想様の想念がメランコリー感情から導出できるかどうかということについては，繰り返し議論されてきたのである。
　罪責，貧困，心気という一次性妄想観念をメランコリー感情から導出可能だとは見なさず，しかもこれらの観念をもっぱら対象と関連した言明だと考

えるならば、これらの観念はヤスパースの妄想基準を満たす。すなわちこれらの観念は、比類なき主観的確信を伴い、経験や反駁の余地のない推論によっても訂正不可能で、現実にはありえないことがらを内容とする、誤った判断であるということになる。しかしもし、われわれが示したように主体と対象との分離が不充分であること、すなわちメランコリー性妄想では対象構成が不足していることを考慮に入れるのであれば、言い換えれば、その妄想の言明は多かれ少なかれ自己の状態に関係しているのだという前提から出発するのであれば、結論は違ってくる。この妄想観念の内容が、われわれの考えるように、主体自我の喪失ないし対象自我の障害に関係している限り、そこで起こっていることは、現実にまったく即した自己知覚なのである。この意味で、メランコリー性妄想観念と呼ばれているものは、メランコリー患者の知覚する特定の形式の離人症的体験が直接表現されたものであるということになる(注3)。しかしそうは言っても、メランコリー患者の不安は実在の対象にも関わっているのだから、先に述べた妄想基準が満たされる場合には、これをなお妄想と言っても間違いではないとわれわれは考えている。

　メランコリー患者は妄想的想念を、少なくとも部分的には、自分の状態の知覚から汲み出しているのであるから、患者は実在の対象の経験とはまったく異なる経験の源泉に向かっていることになる。そしてそこから、客観的な理由づけを必要としない自分の想念への確信をも引き出している。したがって、われわれが実在の対象を引き合いに出して患者と合意を形成しようとしても不可能なのである。こうしたわれわれの見方からすると、グラッツェル（1981）が記述した相互作用の障害は、彼が考えているように一次性の障害ではなく、二次的なものにすぎないと考えられる。メランコリー患者は自分の離人症の体験を、自分自身にも他者にも表現可能で了解可能なものとするために、言わば実在の対象に投影しているにすぎないのであるから、それらの対象は任意に交換可能である。メランコリーそのものの軽快に続いてメランコリー性の離人症も体験されなくなり、このときあらゆる妄想観念は——いま述べたことから当然のことであるが——その後の人生に実存的な影響を与えることなく、統合失調症患者の場合と違って、通例いかなる残遺症状（残遺妄想）をも残さずに、完全に消失する。

病前の同一性と妄想における同一性

　メランコリー性妄想の、あるいは一般に精神病の、相存在の内容と形式を

区別することによって，了解可能性の限界を示すこともできるようになると多くの人は考えている。つまりたとえば，メランコリー性妄想の内容は，患者の人格や生活史の特性を通じて，了解という手段によって接近しうるものであるのに対して，その内容が妄想という形式で与えられているという事実は——K.シュナイダー（1922）の見解に従う限り——発生的に追体験できるという意味での了解可能性をもたない，ということになるのである。ところでわれわれは，メランコリー患者に病前からすでに認められる個々の同一性標識との過剰同一化を，主体自我の欠損の証拠と見なした。また，過度に規範的な行動にも主体自我の欠損が見て取れると考えた。メランコリー患者に妄想が生じる場合でも，すでに病前から存在していたこのような構造的な病態がただ単に増強しているにすぎないとわれわれは見ている。仮にそこに何らかの構造的変化があると考えるにしても，それは以下のような意味における変化にすぎない。すなわち，自我が，そのときの状況において脅かされている何らかの対象自我へと逃げこみ，この対象自我とさらに過剰に同一化を行なうことで，主体自我はもはやまったくその機能を果たせなくなる，という意味における変化にすぎないのである。われわれはさらに，自己と外的対象との分離が不充分であることを個々の妄想主題に即して示したが，これがもたらされる条件も，病前からの同一性標識との過剰な同一化にあると思われる。そもそもこのような過剰同一化があったからこそ，その対象や同一性代理が脅かされたり喪失されたりするときに，同一性形成に対して多大な影響が及ぶことになり，その結果として精神病が生じることになるのである。妄想における特別な自己体験も，やはりこのようにして生じているものと考えてよい。こうして，メランコリー患者の離人症も，ある特定の，病前からすでに認められる特異な同一性構造から，かなりの程度まで了解可能となる。他方で，先に挙げた妄想基準はメランコリー患者の離人症体験についても当てはまると考えることができるのであるから，メランコリー患者の不安内容が妄想という形式をとることも，はるかに了解しやすくなったと言ってよいだろう。

注

1. 主体自我と対象自我というわれわれの構想は Mead の考え方にかなりの程度対応しているが，ここでわれわれが彼の用語法をそのまま用いないのは，われわれの見るところ，「ミー me」という用語が「自己のうちの他者に関わる部分」という意味にあまりに強く限定されてしまっているからである。

2. われわれは、このメランコリーの罪責妄想の分析において、ただ患者の体験を現象学的に記述しているにすぎないということに注意していただきたい。この点でわれわれの分析は、罪責妄想を、人間の存在に含まれる根本的な罪から解釈したり（Weitbrecht 1963），相互作用的な罪から解釈する（Glatzel 1981）ような理論とは、明確に区別されるべきである。
3. 内因性うつ病に関して離人症という概念が用いられるときには、たいていの場合、感情の喪失，すなわち「感じないという感じ」(Jaspers, S.93) のことが意味されている。しかし，v. Gebsattel（1968）や H.v. Ditfurth に見られるように、離人症を気分や発動性の障害とならぶ基本障害として理解しようとする試みもたびたび行なわれてきた。

Literatur

1 *Akiskal, H.S., Hirschfeld, R.M.A., Yorevanian, B.J.:* The relationship of personality to affective disorders. Arch. Gen. Psychiatr. 40 (1983) 801–810
2 *Binswanger, L.:* Melancholie und Manie. Neske, Pfullingen 1960
3 *Blankenburg, W.:* Wahnhafte und nichtwahnhafte Depression. Daseinsanalyse 6 (1/2) (1989) 39–56
4 *Bleuler, E.:* Lehrbuch der Psychiatrie. 10. Aufl. Springer, Heidelberg 1960
5 *Bojanovsky, J., Tölle, R.:* Der Einfluß der antidepressiven Therapie auf das gestörte Zeiterleben depressiver Patienten. Psychiat. Clin. 6 (1973) 321–329
6 *Ditfurth, H. von:* Die endogene Depression. Kindler Taschenbücher Geist und Psyche. Kindler, München 19??
7 *Gaupp, R.:* Über den psychiatrischen Begriff der Verstimmung. Zentralbl. Nervenheilk. Psychiatrie, 27. Jg., Neue Folge, Bd. 15 (1904) 441–449
8 *Gebsattel, V.E. von:* Die Störungen des Werdens und des Zeiterlebens im Rahmen psychiatrischer Erkrankungen. In: *Straus, E., J. Zutt* (Hrsg.), Die Wahnwelten. Frankfurt/Main 1963
9 *Gebsattel, V.E. von:* Zur Frage der Depersonalisation. In: *Meyer, J.E.* (Hrsg.), Depersonalisation. Wiss. Buchges., Darmstadt 1968
10 *Glatzel, J.:* Spezielle Psychopathologie. Enke, Stuttgart 1981
11 *Hole, G.:* Der Glaube bei Depressiven. Thieme, Stuttgart 1977
12 *Janzarik, W.:* Der lebensgeschichtliche und persönlichkeitseigene Hintergrund des cyclothymen Verarmungswahns. Arch. Psychiat. Nervenkr. 195 (1956/57) 219–234
13 *Janzarik, W.:* Die hypochondrischen Inhalte der cyclothymen Depression in ihren Beziehungen zum Krankheitstyp und zur Persönlichkeit. Arch. Psychiat. Z. Ges. Neurol. 195 (1957a) 351–372
14 *Janzarik, W.* (1957b): Die cyclothyme Schuldthematik und das individuelle Wertgefüge. In: *Petrilowitsch, N.* (Hrsg.), Das Gewissen als Problem. Wiss. Buchgesellschaft, Darmstadt 1966, S. 428–473
15 *Janzarik, W.:* Psychologie und Psychopathologie der Zukunftsbezogenheit. Arch. ges. Psychol. 117 (1/2) (1965)
16 *Jaspers, K.:* Allgemeine Psychopathologie, 8. Aufl. Springer, Berlin-Heidelberg-New York 1965
17 *Kimura, B.:* Vergleichende Untersuchungen über depressive Erkrankungen in Japan und Deutschland. Fortschr. Neurol. Psychiatr. 33 (1965) 202–215
18 *Kimura, B.:* Phänomenologie des Schulderlebnisses in einer vergleichenden psychiatrischen Sicht. In: Beiträge zur vergleichenden Psychiatrie. Karger, Basel-New York 1967
19 *Kloos, G.:* Störungen des Zeiterlebens in der endogenen Depression. Nervenarzt 11 (1938) 225–244
20 *Kranz, H.:* Der Begriff des Autismus und die endogenen Psychosen. In: Psychopathologie Heute. Thieme, Stuttgart 1962, S. 61–71
21 *Kraus, A.:* Sozialverhalten und Psychose Manisch-Depressiver. Enke, Stuttgart 1977
22 *Kraus, A.:* Rollentheoretische Aspekte depressiver Psychosen. Nervenarzt 50 (1979) 715–718

23 *Kraus, A.:* Zeitlichkeit in der prämorbiden Verfassung Melancholischer. In: *Bühler, K.E., Weiß, H.* (Hrsg.), Kommunikation und Perspektivität. Königshausen und Neumann, 1985, S. 183–191
24 *Kraus, A.:* Rollendynamische Aspekte bei Manisch-Depressiven. In: *Kisker, K.P., Lauter, H., Meyer, J.-E.* et al. (Hrsg.), Psychiatrie der Gegenwart, Bd. 5: Affektive Psychosen. Springer, Berlin-Heidelberg-New York 1987, S. 403–423
25 *Lenz, H.:* Der Wandel des Bildes der Depression. Wiener Med. Wschr. (1957) 528
26 *Matussek, P.A., Feil, W.B.:* Personality attributes of depressive patients. Arch. Gen. Psychiatry 40 (1983) 783–790
27 *Mead, G.H.:* Geist, Identität und Gesellschaft. Suhrkamp, Frankfurt/M. 1980
28 *Müller-Suur, H.:* Verschiedenheit des Sichselbstverstehens bei psychotischen Kranken. Nervenarzt 57 (1986) 349–353
29 *Orelli, A.:* Der Wandel des Inhalts der depressiven Ideen bei der reinen Melancholie unter besonderer Berücksichtigung des Inhalts der Versündigungsideen. Schweiz. Arch. Neurol. Psychiat. 73 (1954) 217
30 *Pauleikhoff, B.:* Person und Zeit. Im Brennpunkt seelischer Störungen. Hüthig, Heidelberg 1979
31 *Payk, Th.R.:* Mensch und Zeit. Chronopathologie im Grundriß. Hippokrates, Stuttgart 1979
32 *Reiter, A.:* Gestalt- und erkenntnispsychologischer Beitrag zum melancholischen Wahn. Arch. Psychiat. Nervenkr. 207 (1965) 114–127
33 *Schneider, K.:* Versuch über die Arten der Verständlichkeit. Z. Neur. 75 (1922) 323
34 *Schneider, K.:* Die Aufdeckung des Daseins durch die cyclothyme Depression. Nervenarzt 21 (1950) 193
35 *Schneider, K.:* Klinische Psychopathologie. Thieme, Stuttgart 1967
36 *Schulte, W.:* Das Glaubensleben in der melancholischen Phase. Nervenarzt 25 (1954) 401–407
37 *Straus, E.:* Das Zeiterleben in der endogenen Depression und in der psychopathischen Verstimmung. Monatsschr. Psychiatr. 68 (1928) 640–656
38 *Tellenbach, H.:* Melancholie. Problemgeschichte, Endogenität, Typologie, Pathogenese, Klinik. 4. erw. Aufl. Springer, Berlin-Heidelberg-New York 1983
39 *Weitbrecht, H.J.:* Psychiatrie im Grundriß. Springer, Berlin-Göttingen-Heidelberg 1963
40 *Weitbrecht, H.J.:* Depressive und manische endogene Psychosen. In: *Kisker* et al. (Hrsg.), Psychiatrie der Gegenwart, Bd. II/1, 2. Aufl. Springer, Berlin-Heidelberg-New York 1972, S. 82–140
41 *Zerssen, D. von:* Persönlichkeitsforschung bei Depressionen. In: *Heimann, H., Giedke, H.* (Hrsg.), Neue Perspektiven in der Depressionsforschung. Huber, Bern-Stuttgart-Wien 1980
42 *Zerssen, D. von:* Personality and affective disorders. In: *Paykel, G.S.* (ed.), Handbook of Affective Disorders. Churchill Livingstone, Edinburgh-London-Melbourne-New York 1982

精神療法の観点から見た妄想

ガエターノ・ベネデッティ

　私が精神療法における妄想という場合，統合失調症の妄想だけを念頭においているわけではない。本論では境界例（ボーダーライン）患者の一過性の妄想形成——精神療法に先立って現われているものであれ，精神療法の経過中に現われてくるものであれ——も含めて考えていくことにしよう。

　私の関心は，精神療法においては妄想の診断がつねに精神力動的になされているという事実を示すことにある。精神療法の場面で妄想を確認する際には，なんらかの「訂正不能な誤謬」や，ましてや「一次性妄想着想」を確認するというようなことはなされない。そこでなされていることは，ある特別な体験現実（体験のリアリティ）を記述することである。この体験現実は，たしかに私自身が所有するものではないが，しかしそれは私に対する一つの挑発である。すなわちそれは，患者の妄想表象の背後に隠されている防衛のあり方と発達への潜在的可能性を理解し，またそれに応答することを私に促すような一つの挑発にほかならないのである。

　与えられた時間は限られているので，数えきれない実例の中から，三種類の妄想形成だけをとりあげて考察してみることにしよう。その三つは，精神力動的な意図という点から見て，次のように区別されるように思われる。
1．「転移現象」としての，治療者への暗号化されたメッセージとしての妄想
2．未だ実現されていない，患者の発達の潜在的可能性の表現としての妄想
3．あるがままに受けとめ共有すべき，精神病の破壊的次元の現われとしての妄想
　実際には三つの領域は強く重なり合っているかもしれないが，ここでは理解しやすいようにそれぞれを別々のものと考えておくことにする。

　本論の最後のところで，妄想におけるパースペクティヴの問題——これが本書の主題なのであるから——にも立ち入ることにしよう。

転移現象としての妄想

　夢と同様に医者患者関係の力動から生じ，解釈が繰り返されたのちにすべ

てあるいはその一部が消えてしまうような妄想形成の例は，われわれに強い印象を与えるものである。

たとえば，ある女性の境界例患者は腸寄生虫の夢を見て怖い思いをした。続く数日の間に，サナダムシが腸の中に住みつき内臓をずたずたにしてしまうかもしれない，という心気的な妄想へと発展した。妄想観念の基礎には体感幻覚があった。

この妄想観念は，強い転移の局面で生じたものである。このとき患者は，それまで彼女をいつも空っぽにしていた内的な空虚感を訴えることはもはやなくなったが，そのかわりに患者は，主治医の女性を，自分を脅かすような不気味な存在として体験するようになった。

この女性の主治医は，患者が自閉的な垣根を取り払う時期にあるのだということに気づいた。患者は，一方では共生的な関係を求めて主治医にしがみつくのだが，しかし同時にそうした親密な関係を恐れてもいたのである。主治医が夢の解釈を行ない，特に，サナダムシが主治医を象徴的に意味していることを指摘すると，患者は強い印象を受けたように見え，実際に妄想も消失した。このときから患者は，精神療法の場面で主治医との関係について主治医と率直に話し合うことができるようになった。

解釈がもたらした効果がその解釈の正しさを証明していると私は思う。さらに言えば，これも私の受ける印象であるが，この症例では，妄想形成という機能によってはじめて，患者がある心的内容と対決することが可能になったのであり，妄想が形成されなければそのような対決は不可能だったのではないかと思われる。その理由はいくつか考えられる。かりにいきなり直面化をすれば不安があまりにも大きくなるということ。また，妄想という形で具体化されれば，それ以外のやり方では想像もできないようなことがらも患者に理解できるようになるということ。さらにまた，妄想の中では自我の領域が，夢の場合と同様に，狭まっているということ。いずれの理由であるにせよ，妄想が形成されることによってはじめてその対決が可能になったのである。

転移における妄想を，私はある種の防衛であるとも考えている。そこでは，対人関係の現実に属する何かが，非現実の言語で表現される。そして幻想的な，患者自身にしか当てはまらないリアリティ，つまり「合意によって妥当とする手続き」を認めないリアリティだけが有効となっている。しかしながら，防衛のうちには無意識的な接触の希求も内包されている。

もう一つ詳しい例を挙げよう。これは境界例（ボーダーライン）の女性

で，その精神療法について私は数回のスーパーヴィジョンを行なった。この女性の性（セクシュアリティ）は極端に狭められ畏縮していた。彼女が結局精神療法に訪れるきっかけとなった人生の危機は，彼女が既婚の男性と親密な関係になり，この罪を母親に告白すべきか否かという難題に苛まれていたときに訪れた。

　精神療法の中で，未亡人である母親との苦悩に満ちた共同生活の長い生活史が浮かび上がってきた。母親は，子どもの頃からこの娘の正常な性を，信じられないほどひどい仕方で抑え込んでいたのである。

　この患者は女性の精神療法家のもとで治療を続けていたが，ある日，自分は寝椅子に横になれない，そこに隠れているナンキンムシが怖い，と恐怖感をあらわにして治療者を驚かせた。どうしても彼女を横たわらせることはできなかった。次のセッションでは，一気に妄想が噴出した。患者によれば，自分は性病に罹っており，細菌に感染していて，その細菌は寝椅子，部屋全体，治療者にも伝染するかもしれないというのである。

　治療者はしばらく黙って患者の妄想的な考えに耳を傾けていたが，ついに合理的な解釈にたどり着いた──「あなたは性についての苦しみを抱えて私のところに来ています。ここでは私はあなたのお母さんのようなものです。これまでの半生ずっとあなたの性を恐れ続けてきたお母さんが，今後あなたの性に我慢できるようになるでしょうか。あなたの性の圧力をこらえられるでしょうか。そんなことに脅かされることはなくなるでしょうか。私が単にあなたの治療者であるだけでなく象徴的に母親でもあるとしたら，私はあなたの性に耐えることができるでしょうか。あなたは自らの性を用いて私に挑戦しているのです。あなたは自分の欲動の衝動ばかりでなく，あなたの言う『細菌』も，つまりあなたがこれまでずっと感じてきた不安も，私のところに持ち込みたいと望んでいるのです。」

　患者はこの話に聞き入り，次第に物思いに沈み，そしてついには洞察を得るに至った。彼女は泣き出し激しく動揺した。彼女の妄想は，象徴的な母親としての治療者を試すという精神力動的な機能を実行したのだということが，その後の精神療法の中で確認された。お母さんは私に耐えられるのだろうか，お母さんは私をこわがるようになるのだろうか，という不安な問いかけが，（妄想の中で）具体的なものとして心理劇のように体験されていたのである。こうして，母親に嫌われるのではないかという（それまで抑圧されていた）恐怖が，「感染した危険な治療関係」という妄想の中で，抑圧から解除されたのである。

つまりこの妄想は，暗号で書かれたメッセージでもあった。そのメッセージが最初から合理的な形をとるなどということはありえなかった。このような考えが合理的なメッセージとして表現されるということは「あまりに」理性的すぎることだからである。妄想へと暗号化され，象徴として具体化された治療者へのメッセージとしてのみ，患者はあの理解と愛の作業を経験することができたのである。このような形をとらずに，たとえ問題全体について熟考を重ねてみたとしても，この作業はほんの一部しか可能ではなかっただろう。自己の性（セクシュアリティ）において他人に受け入れられるかもしれないという洞察は，患者にとって単なる知的な洞察ではありえなかった。それは単なる一つの考え以上のものでなければならなかったのである。この患者はそれを妄想として具体化したのであるが，その具体性は，別の統合失調症の患者の体験に認められた具体性——この統合失調症患者は，知的には拒絶した洞察を，最後には天井と自分の腹を突き抜け「発光物質」で自分を満たす太陽光線として体験した——に匹敵するものであった。しかし精神療法による解明作業の最終局面では，合理的な思考が鍵となって妄想の錠が開かれることになったのである。

未だ実現されていない，患者の人生の潜在的可能性を表現するものとしての妄想

二番目の基本的な意味は，妄想がつねに患者の生の何らかの可能性を表現しているというものである。この生の可能性は，それまでの生活状況での制約に適応する過程ではさしあたり抑圧，分離されているが，その後ある時期になってついに妄想という非現実的な仕方で生きられることになる。

統合されておらず，しかも無意識の自己同一性の中に取り込まれてもいない人生の潜在的可能性は，妄想の中では舞台の背景に入り込み，そこから患者自身に対して影響を及ぼすようである。

たとえばある男性患者は，それまでの人生において自分の男性性をまったく，あるいは不十分にしか実現することができていなかった。彼は妄想の中で危険な患者になり，自分の怒りの発作によって実際に危害を及ぼしている。すなわち，自分の男性の側面を危険なやり方であらゆるものに対抗させているのである。別の患者は，それまでの人生で自分の建設的な攻撃性を経験できなかった。彼は妄想の中で，攻撃的な人たちが自分を毒殺しようとしているのを体験している。彼は，他者という鏡の中で，自分自身の生きられていない攻撃性に脅かされ，それと対決するのである。三人目の患者は，自

分の敏感さを肯定的なものとは体験できなかった。そのため彼は，地球外の惑星から彼のもとに来るあらゆるメッセージを敏感に書き留めねばならなくなっている。

　さらに気づかれるのは，精神療法の治療者が妄想の中に見いだす患者の生の可能性は妄想の形成によって代理され，かつ結局は見込みのないものとされてしまうので，その生の可能性は精神療法において患者のもつ否定傾向との対決の中ではじめて患者自身にとって理解可能な形で現われてくることがある，ということである。

　統合失調症の患者は，たいてい自分自身を自由な行為遂行者という意味での主体として体験できないのだが，これはいま述べた否定の中で最も頻繁に見られるものである。患者はあらゆる形の注察や影響にさらされ，これによって因果律の網の中に置かれる。患者は自分自身があたかも，外部からのさまざまな力によって動いているボールであるかのように感じる。

　逆に次のように言ってもよい。患者はその重篤な自我障害のために自分を外部の物と十分に区別できないので，患者は因果律の世界の支配下にあり，その結果，周囲で起こるあらゆるできごとから影響を受けるようになる。

　妄想は，多くの場合，こうした体験の表現であると同時に，こうした体験への抵抗(「それでもなお」)の表現でもある。この抵抗は，たとえば，実存が否定されているまさにその場において生じる不条理な誇大的感情という形をとったりする。

　精神療法家がまず最初に行なうことは，妄想を生活史というコンテクストの中で理解できるようになるまで，妄想の内容に耳を傾けることである。その上で治療者は，示唆，空想，象徴的実現といった技法を通じて，実現されぬまま妄想のうちにうもれている人生の可能性に働きかける何らかのものを患者に提供していくのである。

　治療者が示唆する内容は，多くの場合，空想上の行為を何らかの実体へと置き換えたものである。精神分析の言葉でいえば，交流対象，自己対象，移行主体，象徴的実現といったものである。つまりこれらの表象は，患者がそれとは知らずに長い間見失い，妄想の中で——多くの場合自分を迫害するものとして——体験しているものを，患者に与えようとするものなのである。

精神病の破壊的次元の現われとしての妄想

　もう一つ，妄想の第三の基本的意義について簡単に説明しよう。この場

合，患者は妄想を通じて，単に症状のうちに留まっている発達の可能性を表現するだけでなく，自分自身に向かう破壊的傾向を発現させる。たとえば，ある患者がなんらかの迫害者に脅かされ苦しめられているとしよう。ここで患者は迫害者を周囲の人々に投影しているのだが，実はこの迫害者は患者自身に，すなわち患者の無意識に由来する。結局のところ患者自身が迫害者なのであり，患者はただ，自分が同時にこの空想上の迫害者の犠牲者でもあるという条件のもとで，迫害者を演じることができるにすぎない。この破壊的衝動が患者の素因に由来する（Kernberg 1967）のか，あるいは幼児期の体験や家族関係，特別な社会状況に由来するのか，あるいはまたその人物の形而上学的な根源に由来するのかということは触れずにおこう。精神医学においてわれわれは，諸現象の究極の原因を何とか正しくとらえられないかと望んではいるが，実際にはそうした原因を推測することは，たいていできないのである。ここで重要なのは，これまで十分に客観化されてこなかった負の原因（予防や治療を促す原因）を——ここでわれわれが論じているように——人間的なレベルで考えていくことである。治療に欠かせないのは，治療者が示す対人的な構えである。すなわち，患者の妄想に対して自らを開き，患者の混乱の重みを自らも担い，破壊的傾向が発現している場合にも患者の犠牲的側面を感受しようとする構えが治療者には必要である。決定的に重要な点は，多くの場合，ただ単に現実に適応するということではなく，出会いの中から新たな現実を創造するということである。

　言うまでもないが，旧来の大学精神医学は長い間心理学的な視点の導入を拒んできた。またそうした精神医学は，外来精神医学とは反対に，妄想の重症型しか見てこなかった。こうした保守的な立場からすると，統合失調症の妄想は原発性（一次性）の妄想着想であり（K. Schneider），こうした妄想は，生物学的事象が心的事象へと侵入してあらゆる意味連関を破壊することによって生じると考えられていた。私の考えでは，生物学的事象の侵入という事態が起こっている可能性はたしかに決して否定できないが，しかしそれは妄想それ自体の構造に関わることがらではない。

　たしかに旧来の視点には長所がある。まず第一に，診察者は感情移入とか推量といったことを行なう必要がないので，診察は容易であるし，余計なあやまちを犯すこともない。第二に，われわれは，われわれの考えや空想をすっかり患者の妄想観念に投影して，ときには妄想特有の非合理性を何とかごまかしてしまいたくなることもあるのだが，旧来の視点によってそうした誘惑を退けることができる。逆に精神力動論者の了解的な思考では，不合理

なことがらがそれほど重大事とは受け取られないことが多い。われわれは，ものごとを合理化する思考パターンをもっているから，それによって非合理なものを覆い隠してしまいがちなのである。われわれはあらゆるものを説明しつくそうとするモデルによって，精神病の究極的な恐ろしさをほんのわずかしか経験せずにすませてしまうのである。

しかし，古い視点には短所もある。この視点は，われわれに患者から距離をおくように命じ，われわれを妄想の異常な点だけに着目するような人間にしてしまう。つまり，この視点に従えば，われわれはいかなる了解も行なわなくなり，患者が自分自身とわれわれの間に築いている溝を放置するようになり，患者がわれわれを遠くから眺めているのと同じくわれわれも患者を遠くから眺めているようになってしまうのである。

私が見るところでは，古い伝統的な視点も精神力動的な視点も，それぞれに重要である。一方では，了解し得ないものを了解しようとする飽くことのない試みが続いている。そうした試みは，われわれの憶測を妄想観念に投影してしまうという危険をはらみながらも，そのような「了解の投影」によって，われわれと患者との間に何らかの架け橋ができ，対話の材料が生まれ，「移行主体」が確立されるのではないかという期待を抱かせる。この移行主体とは，一部は患者に，また一部は了解を行なおうとする精神科医に由来する一つの像（イメージ）であり，それが究極的に現実性を帯びるのは，それを巡って相互に対話が行なわれるという効果，すなわち「操作的（オペレーショナル）な」意味があるからである。

しかし他方では，われわれに隠されてはいるが現存するものに対しての，すなわち精神病の非合理性に対しての，「畏敬（レスペクト）」が不可欠である。了解という作業を行なうにしても，患者ではなく精神科医だけを安心させるような安易な合理化をやめ，素直に驚いたり不思議に思ったりする姿勢を保っていかなければならない。

なぜわれわれは正常な人間として，共通の「パースペクティヴ」をもっているのだろうか (Blankenburg 1984)。

「自我過程の中の何らかのものと社会過程の中の何らかのものとが同一である」とハルトマン (1974) は言っている。

この同一のものによって，すでに幼児期において，取り入れおよび投影という機制が可能となる。エリクソン (1977) によれば，これらの機制は，その後のあらゆる同一化の基礎であり，とりわけ共通の文化に属する人々を互いに結びつけている。

子供は他の人間の役割を引き受け，自己を心理社会的同一性にまで拡大し，そして——エリクソンが明確に述べているように——自分を他者の「パースペクティヴ」から見るようになる。

サリヴァン（1962）によれば，青年期における親密さの体験は，とくに愛する他者のパースペクティヴへの同一化から生じ，この愛する他者のパースペクティヴにおいて人は自分自身をもあらためて見いだすことになる。

自我のもつ統合機能はつねに，児童期のあらゆる同一化の断片を，他者への乗り越えを保証する一つの一貫したパースペクティヴのもとに集めようとしている。

それでは，この「乗り越え」(Conrad 1958) が妄想患者ではうまくいかないのはなぜだろうか。たとえば，幼児期に互いに満足を与え合うような相互関係を欠き，規範に対する疑念，嫌疑，恐怖という範囲内での陰性の微小投影から，いわゆる悪い対象（Rosenfeld 1969）の分離とそれに応じた自己表象の歪みが発展したからだろうか。それとも，転嫁症や自他混同といった精神病理学的現象が示唆しているように，いわゆる原抑圧の失敗が，幼児期に自己と環界の境界に現われた自己対象（Kohut 1973）を再び呼び起こすからだろうか。あるいはまた，妄想患者では象徴の内容が異常に「圧縮」されるために，本来は象徴されたものと対称関係にはない象徴を，指示されたものと対称関係にあるにすぎない記号から区別することが困難になっているからだろうか[注1]。

よく知られていることだが，妄想患者は記号の世界に生きている。このことは，影響妄想，意味妄想，関係妄想が明確に示している。このとき患者は，自らの正当性を自分の内的な存在状態において証明する必要がない。なぜなら妄想は，確固たるリアリティとして，それがそうであるという最終的な証明をそれ自身のうちにもっているからである。患者は妄想的な同一性において自己を認識していると信じ込むので，ついに彼は，内的な自己懐疑の長い歴史から脱け出し，選ばれた者として，あるいは命を脅かされる者として，解放されるのである。妄想の中で患者が達成するのは，自分にとって絶対的な存在確認なのであって，そこではもはや象徴的な存在確認は無用のものとなる。

たしかに患者は，自分の妄想的な自己同一性がわれわれの同意をえられないものであることを，無意識的にわかってはいる。しかし周囲の同意をえられないということが，それまでの彼の人生では決してとりえなかった行動を起こすきっかけを彼に与えることになる。周囲の人に対して闘いをいどんだ

り，強く抵抗したりするようになる場合もある。あるいは妄想という不条理な仮面で自らを隠してしまう場合もあるだろう。この場合には，われわれが患者に別の新たな自己確認の可能性をきりひらくことができないかぎり，われわれは二度と彼に接触することができないことになる。

　妄想観念は，夢の象徴と同じく，思考としては互いに相容れない対立するいくつもの内容をただ一つの表象に集約するというはたらきをもつ。自分が反キリストであるというある患者の妄想観念は，やはり矛盾をはらんでいる。すなわち，一方には，ユダヤ人のメシアとして，その特権的な民を——つまりは自分自身を——救済するという約束がある。他方では，キリスト教者の見方からすれば，彼は，すべてを否定しうちこわす悪魔である。救済の思考と破壊の思考という二つの表象群はこの患者にとっていずれも重要であったし，そのどちらも，ほかならぬ患者自身の生活史と自己同一性に由来するものであった。

　思考モデルというものは，健康なわれわれにとっては象徴であり，決して記号ではない。どんなモデルも，われわれにつねに新たな関心を抱かせて患者へと導くという意味しかもっていない。結局のところわれわれは（モデルからではなく）患者から学ぶしかないのである。たとえば，精神療法において妄想患者に「乗り越え」が可能になることがあり，そうした患者は，修正ができるようになったのちには，以前もっていた妄想的パースペクティヴの排他性を自覚するようになるのだが，それがどのようになされるのかということは，患者から学ぶしかないのである。私は特に次のようなことを患者から学んだ。妄想のただ中にある患者が，自分以外の人たちはものごとを自分とは別のしかたでとらえているのだということに気づいていることがある。こうした患者は，他者のパースペクティヴを引き受けることはできなかったものの，他者には現象を別の側面から見る権利があることを認めていたのである。こうした患者はたとえば私に次のように言うのであった。

　「私にはどうしても今言ったようにしか感じられないのです」
　「私には鏡にうつる自分の姿はぞっとするものですが，あなたが見たらそうは見えないということはわかっています」
　「悪魔がランプから私を覗いていたのが怖かったのです——もっともあなたには見えないでしょうが」

　このようなことを言う患者では，例外なく，妄想の基盤に患者自身の途方もない体験が存在している。彼らには他者と共通のパースペクティヴもある程度残っているのだが，そうした独自な体験が彼らに妄想を強いていると

言ってもよいだろう。彼らは，誰でも（物理的に）さまざまな視点から物を見ることができるということを知識としてわかっているという意味で，乗り越えの能力を完全に失っているわけではないのだが，それでも患者は，その独自な体験のために，妄想をもつことを余儀なくされてしまうのである。

　この体験の内実は何か。不安の体験。あるいは，それ以外の形では完全に失われてしまい妄想の中でだけ輝き続ける何らかの実存可能性の体験。あるいは，妄想患者——妄想の犠牲者——が無益な闘いの中で立ち向かう内なる破壊的傾向の体験。これらの体験が患者にとっては一つの体験ゲシュタルトとして現われ，ついに患者はこの体験ゲシュタルトだけを現実（リアリティ）と認めるようになる。

　妄想が長い期間勢いを失うことなく慢性的に持続している場合であっても，感情は徐々に荒廃していくことがある。しかし，精神療法におけるわれわれの経験からすると，治療者との出会いの発展の中で妄想に根底的な疑問がつきつけられるときには，感情が再びよみがえるものである。そして治療者の「パースペクティヴ」が患者によって引き受けられたとき，妄想は克服されることになる。だがこのとき，治療者自身もまた，自分の感情や夢や空想において——つまり患者とともに歩んでいく過程全体において——患者の本質的な体験のパースペクティヴを引き受けているのである。このことは，精神療法において妄想が克服される場合にはきまって見られることである。たとえばある治療者（精神科医）は，自分の夢の中で，彼が治療している統合失調症患者の目に脅されていると感じた。この患者は妄想の中で，自分の主治医が目で自分を殺そうとしていると述べていたのであった。治療者はこの自分の夢を患者に伝え，さらに，自分がたしかにずっと怖い目つきをしていたかもしれないということを患者に話した。このことによって，患者ははじめて自分のパースペクティヴを捨て去ることになったのである。

　どんな治療者が治療をしてもここで報告した例のようなことが起こるというわけではないけれども，私の経験では，治療者が患者に向かって乗り越えを行なうこと，すなわち治療者が，無意識的な心構えとして，患者と同一のパースペクティヴに捕らえられているという感触をあえて回避しないことこそが，解釈が成果を上げるための重要な前提なのである。

　ここで私はある女性患者のことを思い出す。この患者は，自分のまわりに壁を築いて自閉していたが，あるときその自閉の壁がはじめて大きく揺らぐこととなった。それは，私が次の二つのことを行なったときのことである。まず私は，彼女が妄想のパースペクティヴに捕らえられ拘束された状態に

あって，そのため彼女の人格が極端に無力になっているのだということを，彼女に私の解釈として述べた。続いて私は，私自身もまた彼女の治療者として無力な状況にあると感じていることを彼女に明言した。このとき，彼女の自閉の壁が揺り動かされたのである。その際私は，私の無力が彼女の無力に応じているという奇妙な結びつきを，なぜかすらすらと言葉で表現することができた。この結びつきは，「乗り越えられない」という共通の困難の中で，またあらゆる結合を引き裂く自閉の壁という共通の場所において，生じたのである。それまで揺るがしがたい虚言的な議論で私を拒絶していた彼女は，このとき強く混乱し，私と話をすることが「できない」のだということを自ら認めた。この場面においてこの「できない」とは，さしあたり，拘束からの解放をもたらす両者の沈黙のことであった。

　ところで，精神療法の過程が終結するとき，患者はここに述べたようなものごとの推移をどのように見るのだろうか。多くの場合患者は，かなり冷静に次のようなことを述べるだろう。以前であればまったく具体的に，記号として否応なく体験せねばならなかったものを，今はただ象徴として体験しているのです，と。

　私は，精神療法で治癒したある女性の統合失調症患者の言葉を正確に引用して，話を終えることにしたい。このようなことを述べる患者はもちろん稀にしかいないが，しかしそれだけにその言葉はわれわれに強い印象を与えるものである。

　「部屋の壁が，なぜか暖かくなり，何かを多量に放射していると感じたら，そう，壁に電気のようなものが通じていると感じたら，あなたはそうした体験に対して何かできるでしょうか。このような体験は，説明してもあまりにばかげたものとしか聞こえないので，もしそれを言おうするとうまくいかなくて愕然とします。でもそれは本当は決定的なもの，生々しいもの，変化しつつあるものを意味していて，人は言葉になるものよりも生々しいと感じても，自分でもびっくりするようなこのばかげた説明しか持ち合わせていないので，愕然とするのです。ここであなたが，たとえば『いや，電気の壁なんかあるわけないよ』などと言い，この生々しさに対して，これは現実であるし現実であってもおかしくないと感じられるような適切な言葉を与えずに，それを狂気と表現して切り捨ててしまうのではないかという途方もない不安があるのです。このような例は，何百何千とあります。何か今まさに生まれ出ようとするものを体験するとき，そこには以前の古びたばかげた言語が混ざっているので，その人自身もどう筋道をつけて説明したらいいのかは

わからないけれど，以前の自分とは違ってその意味をはっきりと重要なものとして体験しているのです。でも，やはりばかげた言葉しか使うことができず，そのばかげた言葉に対して，そしてそうした言葉が混入していることに対して，自分自身愕然とするのです。そして，この体験を否定したりせずそれに対して適切な言葉を与えてくれる人を，切に必要としているのです。」

要　約

　精神療法における妄想を，精神力動的現象という観点から描写した。
　三つの妄想の主要形態を記述した。
　・転移現象としての妄想
　・精神病理学的表現の中で代理されやり過ごされてしまうような，分離された生の可能性の発現としての妄想
　・精神病の破壊的次元の発現としての妄想
　統合失調症患者と境界例（ボーダーライン）患者の両方を考慮に入れて論じた。
　筆者は，精神療法における「乗り越え」が象徴的なレベルにおいて相互的なものでなければならない，というテーゼを主張した。

注

1. 象徴の領域では，意味するものと意味されるものとの記号関係を特徴づけているある種の構造的対称性が消失している。数学的にいえば，象徴の構造的マトリックスを読みとる際に何か取り違えが生じるということが仮定できる。たとえばあるコンピューターで，象徴がある特別な「実体性」を獲得すれば，そのコンピューターはこの象徴を記号と解釈するだろう。ところで象徴が記号と解釈されるならば，意味するものと意味されるものとの間には，因果論の領域のように，一方通行的な，一義的な関係が生じる。すなわち，意味作用は意味されるものに「内在的な」ものとなるのである（Calogero Benedetti の口述による）。一部の妄想体験は，（たとえば喪の表現としての衣服の黒い色のような）象徴が精神病理学的事情のために脳によって記号と誤解されることから生じるということも考えられる（たとえば，衣服の黒は患者の不幸を示している，周囲が患者を支配している，などの妄想）。象徴関係とは次のような対応関係である。すなわち，一つのものが複数の互いに異なるものによって表示され，その一つのものもまた複数のものを表示しうる，という対応関係である。これに反して記号関係は，一義的な（因果関係として体験される）意味付与という意味で「拘束」を内実としている。

Literatur

1 *Benedetti, G.:* Wahnsinn als lebensgeschichtliches Phänomen. Psychotherapie und medizinische Psychologie 14 (1964) 186
2 *Benedetti, G.:* Der Geisteskranke als Mitmensch. Vandenhoeck & Ruprecht, Göttingen 1973
3 *Blankenburg, W.:* Perspektivität und Wahn (in diesem Band, S. 4–26)
4 *Conrad, K.:* Die beginnende Schizophrenie. Thieme, Stuttgart 1958
5 *Erikson, E.:* Identität und Lebenszyklus. Suhrkamp, Frankfurt 1977
6 *Hartmann, H., Kris, E., Loewenstein, R.M.:* Anmerkungen zur Entwicklung der psychischen Struktur, 1946. In: *Kutter, Roskamp* (Hrsg.), Psychologie des Ich. Wissenschaftliche Buchgesellschaft, Darmstadt 1974
7 *Kernberg, O.:* Borderline Conditions and Pathological Narcissism. Aronson, New York 1967
8 *Kohut, H.:* Narzißmus. Eine Theorie der psychoanalytischen Behandlung narzißtischer Persönlichkeitsstörungen. Stuttgart 1973
9 *Rosenfeld, H.:* Contributions to the Psychopathology of Psychotic States: the Importance of Projective Identification in the Ego Structure and the Object Relations of the Psychotic Patient. In: Problems of Psychosis. Excerpta Medica Foundation, Amsterdam 1969
10 *Schneider, K.:* Klinische Psychopathologie. 8. Aufl. Thieme, Stuttgart 1967
11 *Sullivan, H.S.:* Schizophrenia as a Human Process. Norton, New York 1962

相互作用的現象としての妄想

W. Th. ヴィンクラー

　この論文で私が試みたいのは，妄想という現象に新たな観点から光を当てることである。その観点とは，一つには，1981年に出版されたG. ベネデッティの60歳の祝賀記念論文集で私が提唱した「力動精神病理学」という観点であり，もう一つには，ヨハン・グラッツェルによって構想され展開されている「相互作用論的精神病理学」という観点である。力動精神病理学の地平は相互作用論的精神病理学の観点によって，また逆に，相互作用論的精神病理学の地平は力動精神病理学の観点によって，拡張されることになる。これは，精神内プロセスと対人的相互作用プロセスとの間につねに双方向の影響が存在するという考えに基づいている。

　また私は，W. v. バイヤーと同様に，たしかに「妄想ならびに妄想へと結実する思い込みのあらゆる形態は，個人の精神病理から生じたもの」(Baeyer 1979, S.3) ではあるが，妄想の本質は，相互交流的な出会いにおいてはじめて示され，他者にとってもその出会いにおいてのみ実際に経験される，という理解から出発することにしよう。妄想患者と出会うことによってはじめて，妄想というものにどれだけの意味があるかということがわかってくる。そして妄想は，共通世界からの離脱（妄想患者が共通世界から降りてしまうこと）として，また J. グラッツェルにならってより適切に表現するならば，他者との「了解共同体」からの離脱として，すなわち「関係の相互性」からの離脱として，理解されることになる (Glatzel, S.95 u. 168)。

　もし今述べたことが正しければ，ここでのわれわれの関心は，妄想患者が「了解共同体」から離脱する瞬間，つまり，妄想形成の最初の徴候が出現する瞬間に向けられるべきであろう。

　敏感関係妄想に関して，E. クレチュマーは当時，妄想形成の瞬間を精密に観察し，妄想への急激な変化を「反転（インヴェルジオン）」という用語で記述した。私は R. ガウプと E. クレチュマーにはじまるテュービンゲン学派の出身だということもあり，ここではまず敏感関係妄想から話をはじめたい。そして敏感関係妄想を例として，力動精神病理学と相互作用論的精神病理学

が妄想形成過程についてどれほどの洞察をもたらしてくれるのかということを示してみることにしよう。

周知のようにE. クレチュマーは，敏感関係妄想の患者にはある特定の性格構造——すなわち，高度な敏感さ，傷つきやすさ，内気な傾向，疑い深さ，功名心，強情さ，さらには際立った感情停滞傾向——がもともと認められ，さらに妄想の出現のきっかけになるのは，「何かを十分に果たせないという羞恥の体験」，倫理的敗北の体験，自分が責めを負うべき失敗の体験であることを証明した。しかし，これまでほとんど注目されなかったのだが，E. クレチュマーは「インヴェルジオン」という概念によって妄想の形成過程そのものをとらえようとしていたのである。インヴェルジオンとは，反転という意味である。視覚でのインヴェルジオンとは，たとえば，ルビンの像のように異なる二つの見え方がある図画において，見え方が突然交代することをいう。

この反転という概念は，E. クレチュマーにおいては，病因的な一次体験から「明瞭な二次体験」への突然の転換のこととされている。しかしこれは具体的には何を指しているのだろうか。彼は次のように書いている。「敏感性の発展に由来する関係妄想は，折れ線の経過をたどる。すなわち，病因的な一次体験はしだいに発展していき，ついに感情が極めて高まった状態に至る。そこで突然この発展は中断し，反転した二次体験が跳びだしてくる。この二次体験を基礎にして，再びあらゆるものが組み合わされ，構築されていく。したがって反転とは，体験内容を意識的に加工していく連続的作業が一瞬にして屈曲する点のことであり，この瞬間には意識的自我はまったく受動的な役割しか果たさない。意識的自我は，二次体験が生まれたあとになってようやく作業を再開できる」(Kretschmer, S.36)。「明瞭な二次体験」というものがより正確には何を指しているのかということを，E. クレチュマーはヘレーネ・レンナー Helene Renner という仮名をもつ女性患者を例に挙げて明らかにした。

彼は次のように書いている。「苦痛な不全感，羞恥をもたらす劣等感，自尊心の喪失といった一次体験は反射的に転換し，自分が出会うあらゆる人にじろじろと眺められ，嫌味を言われ，軽蔑されているといった明瞭な象徴へと，つまり具体的に観察できることがらへと変化する」(Kretschmer, S.55)。ちなみにJ. グラッツェルはこの症例をその著書「精神病理学各論」において紹介しているが，しかしそこで反転という概念についてまでは論じていない(Glatzel, S.182)。

相互作用的現象としての妄想

　E. クレチュマーのいう反転は，非常に強い感情的圧力がかかっている葛藤状況においてパースペクティヴが突然交代することを指している。この反転という事態の本質は，主観的な羞恥心や罪責感，自己卑下，自己非難といったものが，少なくとも部分的に，他者から軽蔑され断罪されているという確信へと置き換えられることにある。軽蔑や罪の非難が内面から外界へ置き移されているという意味で，そこで起こっていることは明らかにある種の投影である。私自身，特に敏感関係妄想に見られるこの投影形式を「超自我の外在化」と名づけ，それをまさに精神分析学的な意味で自我の防衛措置として理解した。しかし，ここではさしあたり，「反転」の防衛的側面を問題にしないでおこう。むしろ，反転ということが生じても，自分の羞恥心や罪責感との内的な対決は終わるわけではなく，反転の瞬間の後も，想像上の対人的相互作用プロセスとして――たとえば他者によって自分のことがつねに暴露されているという考えとして――なお持続しているのだということを指摘しておきたい。

　こうして反転の瞬間に妄想患者とその共同世界との関係は根本的に変化してしまう。患者は自分自身が他人の注目の的になったように感じる。あらゆることが自分への当てこすりであるように見える。見たり聞いたりするものが，彼にとっては，彼個人に関わる特別な意味をもつようになる。まわりの人たち（特定の人だけのこともある）も，自分を批判的な目で観察し，監視し，スパイのようにつけまわし，噂を流し，迫害する者たちだということになる。このようにパースペクティヴが変化することによって，妄想患者は，われわれ全てに共通して与えられている世界，すなわちコミュニケーションの可能性を基盤としながら相互了解を可能にしている世界（「了解共同体」）から引き離され，自分ひとりの妄想世界へと入り込んでいく。そのため，少なくとも妄想の主題に関して患者と直接話し合うことは困難となり，場合によってはまったく不可能となる。

　このように根底から変わってしまった物の見方は，実際にコミュニケーションや対人的な相互作用のプロセスにも影響を及ぼさずにはおかない。妄想患者が，妄想内容についてはっきりとは何も打ち明けない場合でさえそうである。これほど根底的に変化した物の見方を隠し通すことはできないのである。この内面の変化は，遅かれ早かれ，少なくとも非言語的に，行動様式の変化という形で表面化し，まわりの人も彼の異常に気づくことになる。特に，患者は妄想の出現とともに自由闊達なふるまいができなくなるので，妄想内容に関わるすべての人たちに対する関係が損なわれてしまうということ

になりがちである。そうなってしまうと、まわりの人の患者に対する見方や行動様式にも必然的に変化が起こってくることになる。ここで起こっていることは、転移と逆転移の関係において起こっていることとまったく同じである。

　やがて患者は自分から口を開き、他人には理解できないひどく不合理なことを述べ、自分の述べることの正しさを頑なに主張し、いかなる訂正もうけつけなくなるが、遅くともこのときまでには、患者をとりまく対人関係に質的な変化が生じているはずである。すなわち、周囲との何のこだわりもない自然な交流のプロセスが中断しているはずである。こうした場合にまわりの人たちと妄想患者との間に生じることは、精神科医が患者を診察し妄想の存在に気づくという場面で生じることと基本的に同じである。精神科医は、まったく了解不能と思われる思考内容に自分が直面していることに一挙に気づき、それをもとに「妄想」という精神病理学的診断を行なう。専門家でない一般の人たちは、たしかにそのような診断はできないかもしれないが、彼らが患者の様子や物の見方の変化を見て「気がふれている」などと言うとき、彼らは専門家が見ているのと同じ事態をとらえてそのように言っているのである。患者に妄想が存在するという判断、あるいは、患者が「気がふれ」はじめているという判断にともなって、精神科医にも一般の人にも、患者に対する接し方に唐突な転換が起こる。すなわち、当初は対等な立場で相互的な了解を目指していた関係が突然方向を変えて、それ以降は、距離を置いて客観的に見ようとする批判的な構えが築かれていくのである。

　妄想患者に対して距離を置いて客観的に見ようとする周囲の者のこの批判的な態度は、妄想患者がパースペクティヴ交換能力を喪失したことと表裏一体のできごとなのかもしれない。少なくとも了解的に患者に身を置き移し一瞬でも患者に同一化することさえもはやうまくいかなくなっているのであれば、こうした態度が周囲の者に生じるのは当然のこととも言える。妄想患者に対する批判的な態度はまた、「コミュニケーションの独特な一方通行」に対する反応なのかもしれない。J. グラッツェルが指摘したこの一方通行とは、妄想患者が自分と他者との関係や目下の対人状況を、自分勝手に、他者がどう考えているかなど顧みることなく、自分独自の堅固な妄想のパースペクティヴにしたがって解釈しようとする傾向のことである。このことによって、先程から問題になっている、周囲の者の疎遠な批判的態度が引き出されていると考えることもできるだろう。

　しかし、敏感関係妄想の場合、こうしたコミュニケーションや相互作用の

プロセスが問題になるのは，反転が起こった後，すなわち最初の妄想着想が出現した後のことではない。むしろこうしたプロセスは，敏感関係妄想に先立つ「何かを十分に果たせないという羞恥の体験」においてすでに重要な意味をもっている。E. クレチュマー自身も当時，敏感関係妄想の成立をあくまで個人的な発展と見なしていたのであるが，しかし彼が報告した病歴から，精神病発症以前における対人関係の葛藤を示唆する内容を読み取ることが可能である。相互作用論的精神病理学という観点からすれば，この内容は注目されてしかるべきである。

たとえば，すでに先にも引用した仮名でヘレーネ・レンナーと呼ばれる女性患者にとって，13歳のとき叔父からいかがわしい接近を受けたこと，30歳以降事務所で若い男性と一緒に仕事をしたこと，そして叔母に過去をばらしてしまおうとしたことが，いずれも関係妄想へ至る重要なステップだった。13歳のとき，叔父が彼女のベッドに入ってきた。それ以上の不道徳な行為には至らなかったのだが，そのとき以来彼女は強い自責の念を抱き，しばらくは自分が妊娠したと信じていた。彼女は若い同僚の男性に恋をしたが，自分自身のうちに生じる強い性的願望と激しく戦い，痛々しいまでに自らを抑制し，その男性をほんの少しもよせつけなかった。仕事のとき毎日彼は彼女と向かい合って座るのだが，彼女はだんだんと彼の視線に耐えられなくなってきた。ついに彼女は，自分が欲情に満ちた目つきをしており，誰もが奇異に感じているに違いないと思うようになった。このときまたもや，妊娠しているという考えが起こってきた。しかし彼女が本当の妄想に陥ったのは，彼女がいつも相談をもちかけていた叔母との間でのあるやりとりのときのことであった。ある日叔母が我慢できなくなって，窓を開けたまま大声で彼女に向かって怒鳴った。このとき彼女の中に最初のはっきりとした妄想着想が出現したのである。通りの人々が自分をしげしげと眺め，自分について何か噂している，その内容は，たとえば，あいつは身ごもっている，そのことはあいつの目を見ればわかる，あいつは下劣だ，あいつはふしだらな豚だ....。彼女自身の言葉を借りれば，いつしか「自分に関係しているという特徴を全てのものがもつようになった」のである。

ここではっきりしているのは，自分にとって特に重要な人物たちとの関係が，強い葛藤をはらんでうまくいかなくなり，まさにそのために彼女は徐々にバランスを失っていったのだということである。しかしよく見てみると，若い同僚男性との関係は，次の理由によって最初から阻まれていた。すなわち，彼女は，この男性に対する性的願望は言うにおよばず，わきおこってく

る愛情さえも自分自身に禁じており，自分の振る舞いによって彼が自分に近づくことを不可能にしていたからである。彼女の恋愛関係は幻想上の偽りのパートナー関係となってしまっており，この関係は，強く性的および感情的な色合いを帯びているもののまったく一方的なものにとどまり，愛する人との実在の相互性を完全に欠いている。実はこうした関係の布置の中核には，すでに「コミュニケーションの一方通行」が認められる。というのも彼女はその若い男性に，彼女が望むと同時に恐れていた恋愛という共同作業への参入を最初から許さなかったにもかかわらず，その男性に彼女の愛情に応じる気持ちがあるのは当然と見なしていたからである。

　これらのことから得られる印象は，この患者には実際の恋愛関係を受け入れる準備ができていなかっただけではなく，共感する能力，他者と同一化する能力，パースペクティヴの交換の能力もまた低下していたのではないかということである。もしかすると患者は実際のパースペクティヴ交換を拒絶することによって，失恋から――言い換えれば，若い男性への好意が現実にはその男性に受け入れられないという危険から――身を守っていたのかもしれない。あるいはまた，この若い男性との現実のパースペクティヴ交換を拒絶したからこそ彼女は，ひどく狭窄した――とりすました――彼女の現存在投企を訂正せずにすみ，また純潔を守ることができたのかもしれない。

　一般に妄想の研究が困難である理由の一つは，精神科医がどうしても以下のような方法でしか妄想の発生の事情を知ることができないという点にある。その方法とは，妄想が出現した後になって患者を診察し，妄想を他の精神病理現象とともに形式および内容という観点からよく調べ，次に妄想の発生経緯を，できるだけ患者の生活史と照らし合わせながら，たどりなおしていくというものである。しかし，妄想が形成された時点での精神内面のできごとや，妄想形成に関連する対人的相互作用のプロセスを再現するのは，しばしば非常に困難である。

　妄想患者に精神分析療法を行なう場合には，普通に診察をする場合よりも，妄想形成の事情をより深くまで知ることができる。なぜなら分析治療の場面では治療者はいつでも患者と同一化できるように備えておかねばならない（もちろんそうした同一化に続いて批判的自覚も必要となる）からであり，また治療者は転移現象を通じて患者の内面の葛藤に直面することになるからである。このときにいわゆる妄想転移，つまり治療者が妄想に取り込まれるということが生じると，治療者は，妄想患者によって誘導された相互作用的事象に自分が直接関わっていると感じるようになり，妄想のパートナー

相互作用的現象としての妄想

という役割にいることがどういうことなのかを，身をもって経験することになる。

本書では G. ベネデッティも統合失調症患者の妄想の精神療法について論じることになっているので，私は本稿を仕上げる段階で，精神病の精神療法に関わる私自身の経験に立ち入ることをとりやめた。ここではそのかわりに転移性精神病について読者に考えていただきたいと思う。他の精神病とは異なり，転移性精神病は，分析治療の最中に転移状況を背景として治療者の目の前で出現してくるものなので，治療者は，関与しながらの観察者として，妄想やその他の精神病性現象が発生する場面を直接目撃できる。その治療経過は一般にあまり順調とは言えないにしても，転移性精神病のもつ学術的意義は大きい。なぜならそれは，妄想発生の直前および妄想出現期におけるさまざまな段階での精神内面の経緯の解明と対人的相互作用的な事象の観察とをなしうる希少な機会を提供してくれるからである。

私は1971年に「転移と精神病」と題した本の中で，38歳の女性患者における転移性精神病の出現について詳しく報告したことがある。この患者はさまざまな不定愁訴のために治療を求めてわれわれのもとに訪れ，1952年から1955年までの期間，最初は入院で，その後は外来で，私が精神分析療法を行なった（Winkler 1971, S.72-113）。ここでこの症例をもう一度紹介させていただきたい。先に私が述べたパースペクティヴ交換の拒絶にはどのような事情が関わっているのかということを，この症例で特によく示すことができるからである。話をわかりやすくするために最初に言っておくが，この患者の診断は今日の用語で言えばボーダーライン症候群ということになる。

治療の最初の段階でこの患者に生じたのは，私へのさまざまなレベルの転移，とりわけ強い性的な願望を伴う転移であった。しかし他方で——彼女自身は認めようとはしなかったが——同性愛的傾向も現われてきた。彼女は結婚しておらず，やはり結婚していないある女友達と一緒に生活していた。治療の第二段階で転移を取り扱った際，患者はひときわ強い抵抗を示した。彼女は非常にアクティング・アウトを起こしやすく，禁欲原則に従う私の治療者としての姿勢を何度も批判した。私に向けられた攻撃性が，ますます表に現われてきた。治療の第三段階で彼女は，私との戦いをはじめなければならない，そして私も彼女がそうすることを待ち受けているのだ，という支配観念を膨らませていった。治療の第四段階は，最初のいくつかの妄想着想が出現したときにはじまった。これらの妄想着想はすぐに広がっていき，まもなく大きな範囲におよぶ妄想体系が形成された。はじめ彼女は，離れたところ

にいても私に影響を受けてしまうと感じていたが，その後彼女は，治療の上で生じているあらゆる問題の責任が，ある療養地で医師として働いているひとりの女性にあると主張するようになった。この女医は，患者と一緒に生活している女友達の担当医であったが，患者自身はこの女医と知り合いではなかった。彼女（患者）の妄想では，その女医は私の敵対者であり，私が治療で成果を収めるのをあらゆる手段を用いて邪魔することができ，この女医と私との間には激しい闘争が繰り広げられているということであった。患者は，自分が完全に女医の陰謀の餌食になっていると感じていた。ちなみに，患者は女医が同性愛者であると非難し，さらに女医が患者と女友達を狙っていて，女友達を患者から遠ざけようとしている，などとも主張した。私について患者は，私が彼女を最初から拒絶していて，そもそも彼女を治療する気などさらさらなかった，と信じていた。つねに私は私自身が思っていることの逆を言っている，と彼女は考えたのである。

　この患者のあらゆる妄想着想が例外なく投影に基づいており，その投影が防衛の性格をもっているということは，私には明らかだった。こうして患者は，投影という防衛措置によって，互いに相容れない自分の欲動の要請と対決し続けることを免れたのである。（妄想発生以前には）私への転移関係の中でこうした欲動の要請が語られつつあったのだが，それは次第に激しさを増し，ついには彼女にとって耐え難いほどにまで膨れあがってしまった。この意味で彼女の妄想着想は，彼女が拒絶した欲動傾向と彼女の内面の葛藤とを外在化させたもの（外部に投影したもの）と解釈することができた。しかしこうした私の解釈の努力も，つねに私が私の思っていることの逆を言っているという患者の妄想のために，いまとなっては何の効果ももたらさなかった。

　この妄想によって，彼女は治療者である私を屈服させた。つまり彼女はこの妄想を用いて私のあらゆる発言をその正反対の意味に反転させ，私の発言をつじつまの合わないものとすることができたのである。言い換えれば，そうすることによって彼女は私の解釈に含まれている見方をおしなべて却下することができたのである。この彼女の妄想は，パースペクティヴ性という交流形態の厳格な拒絶，あるいは，私との関係における相互性の完全な抹消を内実としていた。その上彼女は，私がつねに私の思っていることの逆を言っていると述べることで，コミュニケーションの破綻の責任を私に転嫁することさえできたのである。

　私はこのような妄想を「背理的志向性」の妄想と呼んだのであるが，こう

した性質をもった妄想は，投影性の防衛を確実にするための補強措置であることが明らかになった。患者は自分自身の行なった解釈以外は断固として受けつけなかった。まさにそのために，彼女の妄想を切り崩すことは不可能なこととなったのである。

　しかしこれは，あらゆる妄想の本質特徴であり，妄想患者に見られるパースペクティヴ交換の拒絶は，おそらくすべて，投影を確実にするための補強的な防衛措置と見なすべきである。だとすればこの補強的な防衛措置は，（抑圧における）逆備給に相当するものだということになろう。S.フロイトによれば，逆備給は，抑圧されたものを抑圧の中に，つまり無意識の中に保持するのに役立っているのであるが，これと同様に，パースペクティヴ交換の拒絶は，おそらく，投影されたものを投影の中に，つまり外界の中に留めておくのに役立っているからである。そこで私はあえて以下のテーゼを主張したい。精神内面において自我が逆備給を用いて，抑圧されたものの回帰を防いでいるように，対人的相互作用の場で自我はパースペクティヴ交換の拒絶によって，外在化された欲動葛藤の再取り込みを防いでいるのである。

　このテーゼを，パースペクティヴ交換という意味で，読者にとって一つの考えるきっかけとしていただきたい。

Literatur

1 *Baeyer, W. v.:* Wähnen und Wahn. Enke, Stuttgart 1979
2 *Freud, S.:* Die Traumdeutung. Ges. Werke II-III, London, Imago Publishing Co. Ltd. 1900
3 *Glatzel, J.:* Spezielle Psychopathologie. Enke, Stuttgart 1981
4 *Kretschmer, E.:* Der sensitive Beziehungswahn, 4. Aufl. Springer, Berlin-Heidelberg-New York 1966
5 *Winkler, W.Th.:* Übertragung und Psychose. Huber, Bern-Stuttgart-Wien 1971
6 *Winkler, W.Th.:* Plädoyer für die Entwicklung einer dynamischen Psychopathologie. In: *Battegay, R.* (Hrsg.), Herausforderung und Begegnung. Huber, Bern-Stuttgart-Wien 1981

妄想治療の現存在分析的側面と精神薬理学的側面
完全に対立するかに見える二つの治療法の接近へ向けて

ローラント・クーン

　今から50年余り前，ハンス・クンツ[13]の発表した「精神病理学的妄想解釈の限界」に関する論文は，当時は注目を集めたものの，今日ではほとんどひとびとから忘れ去られている。その中でクンツは，妄想気分と近い位置にあり了解的には導出しえない「一次性（原発性）の妄想体験」と，状況および生活史から了解可能な「二次性（続発性）の妄想知覚，妄想表象，妄想思考」とを分けている。この区分は，カール・ヤスパース[11]が行なった現象学的区分を継承したものである。クンツによれば，たいていは一時的で現実的価値とはほとんど結びついていない一次妄想体験に，患者の実存全体の転換が表現されている。したがって一次妄想体験は，つねに個々の現存在変容様態しか対象としないような精神病理学的研究方法では，理解することができないのである。

　クンツはヤスパースと同様に，そうした実存全体の転換は統合失調症に特異的な症状であると仮定したのだが，今から25年前にルートヴィヒ・ビンスヴァンガー[3]はクンツに反論して，そうした実存転換はメランコリー患者や躁病患者にも認められると主張した。しかしだからといって，必ずしもクンツの仕事の価値が損なわれるわけではない。彼の論文を，ある体験が妄想的であるということに本来的に備わっている基本事象を理解していくための一つのステップであると見なすならば，彼の仕事はむしろもっと高く評価されることになるかもしれないのである。

　クンツは事実，当時の精神病理学的妄想研究は，ヤスパースのいう二次性の「妄想様の」現象にばかり目を向けている，と考えていた。その結果，クンツの目から見れば，当時の妄想研究はヤスパースの到達点から一歩も進んでおらず，多くの面ではむしろ後退さえしていたのである。しかしそれ以降の精神病理学的妄想研究も，当時の研究と大差ないと言わざるを得ないだろう。たとえば1973年にベルナーとナスケ[16]が「精神医学辞典」の中で妄想研究を総括的に記述しているが，その記述からもこのことがわかる。彼らによると，精神病理学の妄想研究は，「具体的な」妄想内容にばかり目を向け，

その発生については単なる「仮説」しか獲得できないという傾向にある。ただ隅の方に，ビンスヴァンガー[4]，ブランケンブルク[5-7]，バウアースフェルト[1]，ミンコフスキー[15]らの「人間学的・現象学的・現存在分析的」妄想研究が記載されているが，そうした研究の本質や意義を精神病理学はまだ明らかにしきれていない。たしかに精神病理学の妄想研究の結果は，われわれの興味を引くし，また個々の面から見れば多くの重要なことを含んでもいる。しかしそうした妄想研究にとどまる限り，妄想現象それ自体――すなわち妄想の体験や経験を固有なものとして際立たせるような現象そのもの――はつねに闇の中に見失われてしまうのである。

　私の見る限り，こうした「闇」と取り組んでいたのは，結局のところやはり（今名前を挙げた人たちによる）現存在分析的な妄想研究だけであった。ここで与えられた時間は限られているので，そうした研究の方法論的な手続きやその研究結果について詳しく議論することはできない。そこで二つの症例を提示して――一つは詳しく紹介し，もう一つは簡潔に述べる――，現存在分析が妄想研究を著しく進展させたのだということを明らかにしてみたい。

　症例1：43歳の農夫。平均的な広さの農地を所有し，一家で営農している。知能に問題はなく，手仕事が極めて巧みである。34歳のとき，頭痛に悩まされ，神経学的な検査を受けた。しかし，後頭神経領域の圧痛，心気的な傾向，特に「脳腫瘍ではないか」という恐怖，軽い抑うつ気分が認められた以外に，病的な所見はなかった。その4年後，頭部に軽い外傷を負い，このとき再び頭痛が生じたが，脳震盪の徴候はなく，頭痛以外の症状が現われることもなかった。

　さらに4年後，今度は頻尿のために，生活にひどく支障をきたすようになり，精神科に紹介されることになった。患者は何度も泌尿器科で詳しい検査を受けていた。しかし病的な所見は何も見いだされなかった。泌尿器科と内科で2年間にわたりさまざまな投薬が行なわれていたが，それはせいぜい一時的な改善をもたらすだけだった。その後症状は耐え難いほどに悪化し，夜間でさえも15分おきに排尿しなければならなくなり，睡眠がほとんどとれない状態になった。このため担当医は患者を精神科に紹介したのである。

　精神科の医師が遺伝負因を調べたところ，患者の父親が，治療を受けたことはないながらも，長期にわたるかなり重篤な抑うつ状態にあったということがわかった。父親のこの「うつ病相」はこれまで3回あったが，それはいずれも妻（患者の母）が入院した直後に生じたものであった。このうつ状態

は何ヵ月間も持続し，妻が退院して戻ってきてもしばらくは改善しなかった。この父親も，うつの時期には頻尿に悩まされていた。

　患者本人を精神科で診察し，彼もまた，典型的な内因性うつ病であることが明らかになった。生気的気分変調の諸症状と，朝に気分が落ち込む日内変動が認められた。マプロチリン（抗うつ剤の一種）による治療を行なったところ，頻尿と抑うつはまもなく消失した。治療開始から2週間後，患者は，所属するクラブの日帰りバス旅行に参加することができた（それまでは，頻繁に尿意を催すため，そうした行事に参加できなかったのである）。

　治療の経過の中で患者は医師に，病気になって以来ずっと，妻に対する嫉妬に苦しんでいることを告白した。はじめ患者はこのことを黙っていたし，妻もまたこのことについて何も知らなかった。患者の述べたところによると，患者が牛の乳を届けているチーズ工場で働いている妻子のある男性が，患者の妻に言い寄り，妻もそれになびいているようである。その男の子供と患者の子供は同じ学校に通っている。その男は村祭りの日に患者の妻をダンスに誘ったことがある。そしてその少し後に，男は患者に，今度の休暇に家族で旅行するのだが，自分の息子の遊び相手として患者の息子も一緒に連れて行ってもよいか，ともちかけてきた。これらの出来事に加えて，妻の目つきも，その男の目つきも，患者には不審なものと映り，妻の不貞を疑う十分な根拠を示しているように思えるというのである。

　マプロチリン投与によって妄想の現われ方に変化が生じ，妄想観念は，患者が朝ひとりで牛舎に入って乳搾りをするときにしか出現しないようになった。妄想観念は，その早朝の1～2時間を過ぎて朝食をとる頃には，必ず消えてしまうのである。こうしたことが2～3週間続いた後で，患者は自分の状況を医師に伝えようと思い立った。患者が述べたところによると，妻が決して浮気などしていないということも，妻の不義を疑う何の根拠もないということも，自分は十分にわかっている。それにもかかわらず，自分は毎朝この観念に襲われ，自分に疑念を抱かせたいくつもの状況を思い出していくうちに，やはり自分にとって不正なことが行なわれたのだという確信がよみがえってくる。そして自分の記憶の中にその証拠を何度も探し求める。しかしそのあと，朝食のときに妻や子供と顔を合わせ会話を交わせば，すべては吹き飛んでしまう。そうなってしまえば，朝あのように考えを巡らせていたのは，自分にとってもまったく理解できない病的な状態だったと思えてくる。日中はまったく順調なのだが，やはり次の朝になると，再び前日と同じ状況になってしまう。このようなことを患者は述べた。そこでマプロチリンを一

日 75mgから 100mgに増量したところ，朝の妄想観念は速やかに消失した。その後も，薬を中断するとすぐにまた妄想観念が他の症状とともに再燃し，薬の服用を再開すると症状はすべて消えるのであった。

　臨床的に見れば，これは稀にしか見られない特殊な例だと言ってもよい。しかしこの症例は，妄想という事象を理解するためのヒントを与えてくれるかもしれないし，また妄想と精神薬理学的治療との関係について何らかの示唆をもたらしてくれるかもしれないのである。ところで，一般に精神科医は，この症例のように妄想を主体とする状態像を見たとき，生気的抑うつの症候の有無について患者に尋ねるようなことはほとんどしないだろう。このことは，残念なことではあるが，事実として認めざるをえない。患者がたまたま自分から「気分が憂うつ」であるなどと言ったとしても，ほとんどの精神科医は，その抑うつ気分を反応性のものと見なし，抑うつ気分が妄想性症状の発生と何か関係があるかもしれないなどとは考えてもみない。したがってそのような精神科医は，抗うつ剤を試みることもしないだろう。

　症例2：同様の症例ではあるが，こちらの方が状況はもっと複雑であった。というのも，夫が兵役に服している間に，妻が実際に夫の男友達とダンスに出かけ，夫に嫉妬のきっかけを与えたためである。夫は激しく反応し，ダンスの際によからぬことがあったのではないかと妻を問いつめ，それを否定する妻の言葉を信じようとはしなかった。夫と妻がいっしょに街に出てある男性に出会ったとき，妻が怪しげな目つきでその男を見ているのに気づいたと夫は言い張った。夫はしばしば妻に，買い物に行くのにもひとりで出かけてはならないと命じていた。この患者の場合もやはり生気的抑うつが基礎に認められ，十分な量の抗うつ剤の投与を行なうと，抑うつは妄想観念とともに消失した。

　どちらの症例においても，妄想的な着想や思慮の根拠になっているのは，知覚された何らかのことがらである。精神病理学では「妄想知覚」という用語がよく使われる。この妄想知覚という概念に対しては，クローンフェルト [12] 以来，多少の疑念がもたれるようになっており，その代わりに「印象性知覚」という言い方を好んで使う人もいる。もっともこの用語を使ったからといって，事態がそれほど明確になるというわけではない。この概念もまた，ある志向的構造の内部にとどまっているからである。これに反してブランケンブルク [7] が1967年に「妄想への人間学的および現存在分析的な視点」という論文の中ではっきりと述べているところによれば，「『世界内存在』という意味での『現存在』という述語を利用することに伴って，妄想研

究が特別な関心をもってまず第一に注意を向けるべきものは，ある前志向的な世界関係なのである」。

1976年に「レヴュ・ド・メタフィジク・エ・ド・モラル」という雑誌に発表された「精神病と現存在」という論文の中でアンリ・マルディネ [14] が取り組んでいるのは，まさにこの問題である。マルディネはもともとリヨン大学で哲学と美学の教職に就いていた。彼はそこで，精神科病棟の精神病患者やその創造的な作品に触れ，精神科医たちと知り合いになり，そして，現象学的・現存在分析的な研究をしている精神科医の書いた精神病理学の文献や論文を知る機会を得た。彼は研究を行なう際に，ドイツ語圏の現象学的・現存在分析的な文献ですでに知られている方法に加えて，これとは別のさまざまなアプローチの方法をあわせて用いることによって，われわれの見るところでは，まさに妄想問題にとって根本的な意味をもつような洞察を得ている。それはどのようなものであろうか？

マルディネはまずエルヴィン・シュトラウス [17] から，「感じること（感覚すること）empfinden」と「知覚すること wahrnehmen」との根本的な相違を学んだ。シュトラウスは『諸感覚の意味について Vom Sinn der Sinne』という著書の中でこの相違を詳しく論じている。この書物は，1935年に初版が，1956年に第二版が出されたが，その後再び長い間絶版となっている。

シュトラウスは次のようなことを書いている。「感じるという体験領域は，前論理的な領域であり....どこまでも前論理的な領域であり続ける」。感じるということは「言葉もなく，記号もない世界」に属しており，この世界では，「魅惑と驚愕，光，色，音，匂い，さまざまな運動形態」が生起しており，しかもそれらは「直接的に」，すなわち「思考による解釈」なしに，生起している。「不気味なもの，恐ろしいもの，魅惑的なものの直接的な力を前にして，思慮は沈黙する」。「言語的にあらかじめ形成されあらかじめ思考されたものが，言葉なきものを覆い隠す」。感じるということの「相貌的性格」をつくりあげているのは，「～とともに」「～へ向かって」「～から去って」というあり方である。これらの体験は「内部に隠されて」いるが，「世界とのコミュニケーションを可能にして」もいる。「感じることにおいて，われわれは，つねにわれわれにとって....～であるというパースペクティヴ的な見方の中に世界をもつ」。しかしこれは，知覚的な認識や思考的・概念的・言語的な克服なのではなく，「パトス的に共苦へと引き入れられること」なのである。感じることにおいて，「現象は....物とはならない」のであり，「現象世界以外にはいかなる立脚点も存在しない」。「感じることにおい

てのみ露呈されうるものが，知覚の中に探し求められることによって，ある深い混乱が生じる。感じることが，一つの特別なコミュニケーションの様式として，あらゆる種類の知覚や認識から分離されないのであれば，探し求める者は必ずや誤った方向をとってしまうにちがいない」。「感性的な確実性」，したがって「実在性」というものは，知覚の認識機能において獲得されるのではなく，また概念的な思考によって媒介されるのでもなく，「感じる（感覚する）ということの内実」にすでに含まれているのである。

　心理学の領域ではリードにまで遡る「感覚と知覚」の概念的な区別は，近年とりわけアメリカの心理学において，その意味をほとんど完全に失ってしまった。たとえばボーリングは，感覚と知覚という二つのものが（自然に）存在するのではなく，存在しているのは「意識のさまざまな次元」だけであると考えている[注1]。シュトラウス自身1930年台以降アメリカに住んでいたのだが，こうした問題に関する彼の著作は，アメリカではいかなる反響も得られなかったようである。

　シュトラウスが「感覚」として記述したものから，一部の精神科医や精神療法家は，「前意識的あるいは無意識的」「欲動」「気分，感情，情動性」「転移」「抑圧」といった以前から知られた概念を思い起こすかもしれない。「つねにわれわれにとって（あるいは私にとって）〜であるというパースペクティヴ的な見方」というシュトラウスの言葉は，「パースペクティヴ性」や「自己愛」といった今日注目を浴びている概念と関係づけることもできるだろう。シュトラウス自身も，精神病理学，とりわけ精神分析学のさまざまな概念を批判的に研究し，それらを評価し，さらにそれらと自分自身の概念との関係を明らかにした。そうしたさまざまな概念を比較することによって見えてくる問題や，その問題の解決への見通しについて，さらに議論したいところであるが，そうしたことをこの論文で行なうことはできない。

　そのかわり，哲学の側から為されたある指摘を簡単に紹介しておこう。エリーザベト・シュトレッカー[18]は，シュトラウスの「中心概念」——彼女によれば「感覚」ということになる——が，「曖昧で誤解を招きやすい」ものであるという。彼女はおそらく，シュトラウスがつねに，「感覚 Empfindung」という名詞ではなく，「感じる（感覚する） empfinden」という動詞の不定詞を用いていたという事実を見過ごしていたのである。このあとすぐに明らかになることであるが，この二つを区別することは，細かいことのように見えるかもしれないが，実は決定的に重要である。ただしシュトレッカーが，シュトラウスは「十分な方法的厳密さを欠いている」と批判し

たことは，必ずしもまったく不当なこととは言えないのかもしれない。だからといって，われわれの見るところでは，シュトラウスによって解明されたことの基本的な意義が損なわれるわけではない。たとえばフリードリヒ・シラーの哲学的著作も，哲学者からの批判にさらされたことはよく知られている。この場合も同じような事情があったのではないかということは容易に想像できる。

　シュトラウスはさらに次のように書いている。「感じるということには，それ固有な一つの空間・時間構造がある」。感じるということに固有な空間は，ある独特の仕方で照らされており，静謐であるか，あるいは喧騒であるかであり，意味に満ちているか，あるいは無意味であるかであり，充満しているか，あるいは空虚であるかであり，広大であるか，あるいは狭小であるかである。この空間には一つの扉があって，それを通って入ってくることも，出て行くこともできる。この空間をシュトラウスは「風景的な」空間と呼び，そのさまざまな構造を研究した。ビンスヴァンガー [2] では「気分づけられた空間」と言われているものである。感じるということに固有な時間をシュトラウスは「プレゼンティッシュ」と形容したが，それは「過去も未来もない現在」という性質を指し示している。シュトラウスは，感じるということに固有な時間の分析を行なってもいるのだが，マルディネはそれに代えて，ギュスターヴ・ギヨーム [8] の言語学から，はるかに包括的な「時間発生（クロノゲネーゼ）」という概念を取り出して，これを時間論に適用している。ここでもまた，たいていの場合見過ごされてしまうようなある原則的な区別を，あえて行なうことが必要になる。すなわち，ギヨームにならって，「顕在的な」時間と「潜在的な」時間とを区別する必要がある。

　われわれが心理学や精神医学において「時間」と言うとき，われわれが思い浮かべているのは，当然のことながら，物理的に計測できるような時間ではなく，過去・現在・未来という分節である。この意味での時間は，言語においては，直説法の3つの時制（時間形式）で表現される。これが「顕在的」時間または「歴史的」時間と呼ばれるものである。この時間においては，（今より）「前に」と「後に」とが区別される。またこの時間は，一つの軸に沿って流れていく。

　しかし，そのような分節化を示さないもう一つの時制（時間形式）が存在する。それは，動詞の不定詞と二つの分詞（現在分詞と過去分詞）として表現される。問題になるのは，これらの単語にすでに内在している意味である。ギヨームは，この意味表現の様式を「準名詞話法」と呼んでいる。この

話法 modi が明示するものは，動詞によって示される行為が，実行中であり，なおも実行中であり続けているのか，それとも終結に向かいつつあり，あるいはすでに終結に到達してしまったのか，ということである。言い換えれば，その動作が，緊張・拡張・持続の局面にあるのか，それとも発生ないし終結の局面にあるのか，ということを明示するのである。動詞は，時間に関するこのような叙述を，それ自身のうちに含んでいることがある。そこでギヨームは，「顕在的」時間に対立するものとして，「潜在的」時間というものを考えたのである。「潜在的」時間は，「アスペクト」あるいは「動相」(注2)と呼ばれることもある。ギヨームは，何かが持続している局面を「緊張アスペクト」あるいは「内在的アスペクト」と言い，緊張・拡張・持続が終結に至った局面を「弛緩（脱緊張）アスペクト」あるいは「超越的アスペクト」（「超越的＝トランセンダント」というのは言語学的意味であり，哲学的意味ではない！）と呼ぶ。アスペクトが指示されるしかたには，いくつかの種類がある。「語彙アスペクト」は，たとえば「探す」と「見つける」のように，異なる語の対として示される。「文法アスペクト」は「準名詞話法」によって表現される。特にフランス語では，たとえば「歩く marcher」「歩いた avoir marché」のように，単純時制か複合時制かによって表現される。ドイツ語やスラブ語では，たとえば「飲む trinken」に対して「飲み干す austrinken」のように，接頭辞が使われる。

　言語の上でのアスペクトと対応して，ある現存在形式が「緊張のうちに作動している状態」と「完了した状態」との間で転換するプロセスは，活動と休止，覚醒と睡眠，生成と存在の間の交代というパターンをとる。それによって，四季や，さらには生と死に見られるような，循環的・律動的時間が生じるのである。

　アスペクトとしての潜在的時間の内部でのこの交代は，潜在的時間と顕在的時間との交代とは異なる。顕在的な時間の内部では，過去，現在，未来の間に交代が生じる。ギヨームは，潜在的時間の内部での交代と顕在的時間の内部での交代とを互いに内的に関連づけるということを行なった。彼は現存在のこれらの変容の諸様態を，去りゆき流れ過ぎる破壊的時間と，到来する創造的・形態生成的時間との分化から導き出している（Guillaume, S. 49 III A1.1）(注3)。アスペクトの転換から顕在的時間の転換が生じるようす，さらには，さまざまな時間的現存在変容の諸様態が日常生活の中で互いに組み合わされ，互いに浸透し合うようすは，精神療法において観察することができる。そこでは，現存在のさまざまな変容した様態が交代で一つ一つ前景に現

われてくる。世界の内に，他者と共に，しかも自己として存在する現存在は，言語的にも非言語的にも形態生成の作用を受けながら，このように時間的に構造化されていくのである。ここでアスペクトの転換が現存在の変容にとって主導的な役割を果たしていることは明らかである。

　マルディネは，おもにうつ病ないしメランコリーに見られる愁訴を導きの糸として，そうした愁訴を理解するためには，「認識すること」や「歴史的時間」よりも「感じること」や「アスペクト」の方がずっと意味があるということを示した。なぜなら，歴史的時間の交代作用が障害されているだけではなく，「感じること」や「アスペクト」に関連する現存在変容様態の内部においても再編が起こっているからである。これはメランコリーの場合ばかりではなく，妄想の場合にも見いだされることである。

　先に紹介した症例１の患者の場合，日内変動が明らかに中心的な役割を果たしているが，一般に日内変動というものは，生物学的な基礎をもつ現象であり，したがって薬剤に反応しやすい。薬剤は気分に対して作用している。そしてその気分から，妄想という事象は（了解的に）導出できると考えてよいだろう。うつの時期には，気分性が現存在を支配しており，そこに知性が介入する余地はほとんどない。あの患者は，たいてい朝まだ暗いうちに牛舎の中にひとりでいるとき，つまり，他の人は誰もおらず誰とも話すこともできないときに，妄想的に気分づけられて「何かを感じる」という状態からうまく抜け出せなくなるのであった。これは，アスペクトとして抑うつ的に気分づけられたこのような現存在変容様態にあっては，緊張状態から弛緩状態への移行が不可能になっているからである。これと同様の状況は，自分は絶えず考え続けなければならない，考えをやめることができない，いつまでたっても終わりに行きつくことがない，などということを訴える多くのうつ病患者にも見られる。ときおり重症のうつ病患者から聞かれる際立って不条理と感じられる妄想観念，すなわち，自分はもはや決して死ぬことができず，それが自分にとって最大の不幸である，という妄想観念も，ここから理解されるのである。

　緊張した状態から弛緩した状態への移行に伴って，アスペクトとしての現存在形式の内部では，ある終結が起こっている。健康な人の場合には，こうした移行がまた新たな緊張を生み出すという場合がある。しかしまたそうした移行に伴って，過去・現在・未来という顕在的な歴史的時間への移行の道が開かれる場合もある。

　エルヴィン・シュトラウスの次の文章がこの移行の意味を明確にしてくれ

る。「感じている者は，『～ではない』ということも考えうる（ありうる），ということにまったく気づかない。感じるということは，直接的に，非概念的に，共に体験することである」(Straus, S.379)。「否定の可能性」は，シュトラウスによれば，知覚し認識すること，思考すること，意志すること，話すこと，行為することに所属する。言い換えれば，顕在的な歴史的時間に所属するのである。妄想患者には，まさにこの「否定の可能性」が欠如している。妄想患者はアスペクトとしての気分性のうちにとどまり続ける限り，「否定の可能性」をもたないのである。妻や子供たちと顔を合わせ話をすることによって，緊張が解消され，潜在的時間から顕在的時間への踏み越えが可能となる。このとき，妄想観念は，否定を受け，消え去った。しかし，妄想患者にこのようなことが起こるかどうかは，患者自身の条件（あるいは偶然）によって決まるわけではない。妄想患者はむしろ，周囲の人々や状況のすべて――当然ながら明るさとか天候といったものを含む――に左右されるのである。早朝の牛舎の暗さが，われわれの患者の場合，妄想の中に踏みとどまる一因になっていたのかもしれない。

　状況に左右されるといううつ病患者の特徴――これには無数の例が存在する――は，適切な条件下において精神療法的に十分に利用することができる。精神科医はうつ病を治すためには，患者から決意というものを取り去らねばならない，ということを知っておく必要がある。もし精神科医が，よく耳にするように，うつ病患者に対して状況に影響されず自立するよう促さなければならないなどと考えるならば，その医師は患者をうまく治せないだけでなく，患者の状態を悪化させてしまうことになるだろう。

　たしかに依然として，妄想という事象については多くのことが闇に包まれたままである。たとえば，なぜ一部の患者では抑うつ気分から嫉妬妄想が発展するのに，他の多くの患者ではそうならないのだろうか，という問題がある。先ほど紹介した二人の患者について言えば，どちらの患者の夫人も，すばらしく美人で情熱的な人であった。このことが嫉妬妄想の形成に寄与した可能性がある。しかしそう言ってみたところで，妄想それ自体を説明したことにはまったくならない。またたとえば，なぜ生気的抑うつに特有な自律神経症状やその他の症状がまず最初に消失し，残遺した妄想を取り除くにはさらに高用量の薬剤が必要だったのか，という問いにも答えが出ていない。それでもわれわれは，多くの患者が自分の妄想着想について黙っているのには十分な理由がある，ということぐらいは推測してもよいのではないかと思っている。患者が妄想着想について語るのが極めて困難なのは，語ることそれ

自体がすでに本来，潜在的時熟から歩み出て顕在的時熟の中へと入っていくことを前提としているからである。ハイデガー [9] はこうした問題を，「存在と時間」の中に見られる二つの文において指摘している。

「配慮が内時的なものごとに関係するにせよ，関係しないにせよ，動相は配慮の根源的時間性に根ざしている。言語学はやむを得ず通俗的伝統的な時間概念を援用しているけれども，このような時間概念に依存している限り，動相の実存論的・時間的構造の問題は設定されることすらできない」(Heidegger, S. 349)。これが何を意味しているのかと言えば，現象学的・現存在分析的な方法だけが，われわれの眼前にある闇を照らし，いかにして向精神薬が妄想に作用しうるのかという問いによりよい解答を与える可能性をもっている，ということなのである。

しかし現存在分析による妄想研究にも，その前途には大きな困難が待ち受けている。この困難は，本来的なものは闇の中で演じられる，という事情に由来している。これは，ハイデガー自身が私に宛てた手紙の中で指摘したことである。その手紙というのは，1948年に，統合失調症性妄想を現存在分析的に論じた文章を私が彼に送ったところ，彼がその返事として書いてくれたものである。その手紙の中にある，今日語られたとしても十分に価値があると思われる彼の言葉で，本論を終えたいと思う。「この研究は，多くの忍耐とさらなる自己検証を必要としています。その成果は多分，まさにその成果が達せられた地点では，本来的な部分において目に見えないものなのであって，それゆえ他の治療法の成果に比べて印象に残りにくいのではないでしょうか。」

要　約

妄想治療における現存在分析の領域と精神薬理学の領域についての研究がさし当たり獲得した結論は，以下のとおりである。妄想は，気分づけられて何かを感じるという様式の現存在形式から発生する。そこにおいて，知覚し認識するという様式は認められない。この現存在変容様態が示す時間構造は，潜在的な時熟，言い換えれば，アスペクトとして形態化される時熟に相当する。この様式の時熟は，緊張と弛緩の間を揺れ動くことを通じて分節化されている。これに対して，顕在的な時熟は，（今より）前のことと後のこと，つまり過去，現在，未来を区別し，それに伴って歴史を構造化する。妄想は，緊張状態が解消されず，いつまでも終結しえないときに，アスペクト

としての潜在的時熟の内部で形成される。このときアスペクトは反復的な性格をもつことになる。一見多様な多数の抑うつ症状が実はある単一な条件から生じたものであることをわれわれが理解できるのは、この「反復的アスペクト」によってである。妄想内容は生活史を背景として成立することもあるが、これとは対照的に、妄想現象そのものは歴史的には規定されていない。したがって、「妄想発生」といったことを云々することは本来できないのである。抗うつ剤が有効なのは、妄想を基礎づけている気分性に対して抗うつ剤が良い方向に影響を与える場合であり、他方、「話をすること」や精神療法的な手法が成果を上げうるのは、他者の顧慮によって、気分（という一つの精神活動）における障害を取り除き、その結果、歴史的に構造化された現存在変容様態への移行を実現できる場合である。これは、向精神薬の併用によってはじめて可能となることもある。

注

1. O. Neumann: Artikel "Empfindung". In: Historisches Wörterbuch der Philosophie, Bd.2. Schwabe, Basel 1972, S.474. より引用。
2. われわれはここで「アスペクト」と「動相」を、Guillaume の言語学にならって、同義語として扱っている。他の多くの問題と同様にアスペクトの問題もまた、言語学者たちによって互いに著しく矛盾した形で取り扱われている。たとえば E.Benveniste は、「アスペクト」という概念を最初から拒絶している（E. Benveniste: Problèmes de linguistique générale. Gallimad, Paris 1966, S. 237.）。W.Welte は原則としてアスペクトと動相を区別している（W.Welte: Moderne Linguistik, Terminologie, Bibliographie, M. Hueber, 1974, Bd.1, S.70 ff.）。
3. Guillaume の原文（フランス語）は以下のとおり。「潜在的時間に記されたアスペクトの分化したものと、顕在的時間に記された時間の分化したものとは、一つの共通の起源をもっている。分化の根源にあるのは、去っていく時間とやって来る時間との質的な差である。この差は人間精神の最も深い部分に根ざしている。時間は、一方では壊れていくもの、流れていくものすべての基体として、他方では、作り出されるもの、生み出されるものすべての基体として、人間の前に姿を現す」。この文章から、その他の妄想現象、攻撃性、自殺傾向も、興味深い形で理解される。

Literatur

1. *Bauersfeld, K.H.:* Daseinsanalytische Studie einer chronischen paranoiden Schizophrenie. H. Huber, Bern 1967
2. *Binswanger, L.:* Das Raumproblem in der Psychopathologie (1932). In „Ausgewählte Vorträge und Aufsätze", Bd. II. Francke, Bern 1955
3. *Binswanger, L.:* Psychiatrisches Denken der Gegenwart in der Schweiz. Jahrbuch f. Psychologie und Psychiatrie, Bd. 6 (1958) S. 175–192, bes. S. 187 ff.
4. *Binswanger, L.:* Wahn. Beiträge zu seiner phänomenologischen und daseinsanalytischen Erforschung. Neske, Pfullingen 1965
5. *Blankenburg, W.:* Daseinsanalytische Studie über einen Fall paranoider Schizophrenie. Schweiz. Arch. f. Neur. u. Psychiatrie 81 (1958) 9–105
6. *Blankenburg, W.:* Zur Differentialphänomenologie der Wahnwahrnehmung. Nervenarzt 36 (1965) 285–298
7. *Blankenburg, W.:* Die anthropologische und daseinsanalytische Sicht des Wahns. Studium Generale 20 (1967) 639–650
8. *Guillaume, G.:* Langage et science du language, 2ème Ed. Nizet, Paris 1969, S. 46 ff., 59 ff., 184 ff., 193 ff.
9. *Heidegger, M.:* Sein und Zeit, 14. Aufl. Niemeyer, Tübingen 1977, § 68 d., S. 349, mit dem interessanten Hinweis auf *J. Wackernagel:* Vorlesungen über Syntax, Bd. I, 3. Aufl. Birkhäuser, Basel 1981, S. 149 ff.
10. *Homer:* Odyssee V, Vers 220 ff.
11. *Jaspers, K.:* Allgemeine Psychopathologie, 4. Aufl. Springer, Berlin-Heidelberg 1946, S. 82 ff.
12. *Kronfeld, A.:* Perspektiven der Seelenheilkunde. Thieme, Leipzig 1930, S. 285
13. *Kunz, H.:* Die Grenzen der psychopathologischen Wahninterpretation. Z. f. d. ges. Neur. & Psych. 135 (1931) 671–715
14. *Maldiney, H.:* Psychose et Présence. Revue de Métàphysique et de Morale 81 (1976) 513–565
15. *Minkowski, E.:* La schizophrénie. Payot, Paris 1927
16. *Müller, Chr.* (Hrsg.): Lexikon der Psychiatrie. Springer, Berlin-Heidelberg 1985
17. *Straus, E.:* Vom Sinn der Sinne. Springer, Berlin-Heidelberg 1956. Die folgenden Zitate stammen von den S. 203–204, 206–208, 239–242, 329–332, 372–373, 377–379
18. *Ströcker, E.:* Philosophische Untersuchungen zum Raum. Klostermann, Frankfurt a. M. 1965, S. 24 ff.

結語：パースペクティヴ性 vs.パースペクティヴ主義
パースペクティヴ可動性不足の病理からその治療へ

ヴォルフガング・ブランケンブルク

　ともあれ最後に次のように要約して言うことができる——パースペクティヴ主義（遠近法主義）Perspektivismus とパースペクティヴ性 Perspektivität は同じものではない，と。パースペクティヴ主義（本書のグラッツェル参照）とは，主体が特定のパースペクティヴに固定されていること，つまり主体がそれ自身の（すでに最初から固定されている）立場に依存していることを際立たせるような，したがって主体の主観性を強調するような，一つの見解のことである。それゆえ「パースペクティヴ主義」とは，人の視野をパースペクティヴによって限界づけること，しかも固定されたもの，観察者の立場によって規定されたものとしてのパースペクティヴによって限界づけることと理解してよい。

　しかしそこでしばしば見逃されているのは，立場や視点の固定が「前もって」主体とは関係なく行なわれているのか，あるいはその主体の意志にしたがって為されているのか，ということによって決定的な差異が生じるという点である。後者である場合には，相互に影響しあう二つの変数を考えなければならない。一方的な因果関係，つまり一方が他方を決定するという単純な関係はここにはない。自発的に，そして自己言及的にさまざまなパースペクティヴを交代に採用できるということは，われわれの視野の（すでに与えられ，固定されている）相対性をさらに相対化する。だからこそ，パースペクティヴの能動的な採用または交換，あるいはまた他人のパースペクティヴの受容は，主体のパースペクティヴへの依存を増大させるのではなくて，むしろ減少させるのである。

　このような意味で用いられるパースペクティヴ性の概念は，「パースペクティヴ主義」という概念とは対立的な方向をもっており，人間をはじめ知覚を行なうすべての生物を拘束する個々のパースペクティヴの固定性だけを強調するものではない。われわれの理解するところでは，「パースペクティヴ性」の概念は，能動的で自発的なパースペクティヴ変更の可能性をも包含しているのである。しかも，このパースペクティヴ変更のあり方としては，最

Nachwort: Perspektivität vs. Perspektivismus

初から意識的に特定の目標を企図して，意志に基づいて行なわれるようなパースペクティヴ選択ばかりではなく，「偶然」の関与にも余地を与え，さまざまなパースペクティヴを自由に「遊ばせて」おくような態度のことも考慮すべきである。この場合，「偶然性」を取り込むことは主観性——特定のパースペクティヴによって偏った方向へ人を導くことになるような主観性——を排除するのに役立つ。「遊び」というもの，つまりパースペクティヴと戯れるということは，きわめて重要な意義をもっている。逆説的と思われるかもしれないが，「パースペクティヴ主義」(パースペクティヴに固定され，そこから逃れられないという主張としてのパースペクティヴ主義) は，われわれが世界を見るさまざまなパースペクティヴを随意的，自己言及的 (究極としては自己透視的) に変更することによって止揚されるのである。

　パースペクティヴを自発的に変更しうるという可能性は，極端な「パースペクティヴ主義」の主張するような事態，すなわち人が既存のパースペクティヴに固定されるという事態を，少なくともある程度は，防いでくれる。このパースペクティヴ変更の可能性は，ある程度の自由——外界に対しての自由ばかりではなく，自らの主観性に対しての自由——を基礎づけるものではあるが，しかし同時にまた，別の意味での自由を前提にしてもいる。つまり，パースペクティヴの変更は自由を基礎づけるものであるが，同時にその変更の可能性，すなわちパースペクティヴの可動性は，それ自体すでに，意志の自由 (意志に基づいて遊ばせておくことができるということ) をある程度必要としてもいる。意志による立場の変更の能力と知覚 (何かを確定すること) の能力は相互に制約しあう関係にある。客観性は，事物から距離をとることが可能であることに基礎を置くだけではなく，自分自身から距離をとることが可能であることにも基礎を置いている。

　　知覚器官が完全に固定されてしまうと，何かを知覚するという本来の機能をほとんど果たせなくなる。ただし，その知覚が何らかの質にのみ向けられているという場合は別である。たとえば J. v. ユクスキュルが研究したダニの一種は，レセプターに酪酸が結合すると，自分を落下させるという。しかし少なくとも空間の知覚を行なうためには，空間の中を運動できるということが必要である。空間の知覚と空間内での運動は相互に制約しあっている。また質の知覚においても，有機体が何らかの意味で能動的に変化しうること——この場合には有機体が質的に自らを変化させることができるということ——が不可欠である。したがって，知覚と運動という対応のかわりに知覚と変化 (自己を変える

結語：パースペクティヴ性 vs. パースペクティヴ主義

こと）という対応を考える方がよいだろう。

　アリストテレスと同様に「運動」というものを広い意味で理解し、純粋な質的な変化も空間内の位置の変化と同等のものと見なすことにし、また量の増大や減少、さらに生成や消滅というものも運動に含めて考えるとするならば、つまり広義の「運動」を「変化一般」として理解するならば、あらゆる知覚の前提は「自分を変化させることができる」ということであると言えることになる。この「できる」ということの意味は、自発的でしかも自己言及的に可能であるということである。単に変化するということよりも、「自分を自分で」変化させるということに強調が置かれているのである。

このような考えにしたがえば、パースペクティヴ性の基本原理が空間的パースペクティヴに限って妥当すると考える必要はもはやない。変化の認識のためには、すなわち、そもそも何かを認識することができるためには、自分を変化させうるということが必要である。言い換えれば、あらゆる認識は自己変更可能性を前提とするのである。まずこの一般的な規則を確認しておくことにする。この一般規則において、視点の変更とは、自己変更の一つの特殊な場合にすぎないことになる。

　化学レセプターにおいても自己言及的な変更可能性が必要である。ある有機体の諸構造が信号としての性格をもつためには、そうした構造体が自発的に変化しうること、すなわちある種の自己変更能力をもつことが不可欠なのである。その変化は、有機体によってまったく受動的にそのまま体験される（あるいは「生きられる」）ようなものであってはならないのであって、有機体自身によって記録されうるようなものでなければならない。言い換えれば、有機体がこの変化と完全に同一化してしまうようではいけないのである。レセプターは、それがレセプターである限り、それ自身において「変化しうる」、「運動しうる」のでなければならない。そうでなければ、それは認識器官として機能していることにはならないし、われわれがそれを知覚や経験や認識の「器官」として利用することもできないのである。さらに、自己の組織体の変化を測定する装置も存在していなければならない。この装置の反応によって、有機体の外部に起こっていることについて遡って推測することが可能になるのである。

著しく一般化して言えば、変化を記録することができるという能力は、自己変更可能性と、この自己変化の知覚可能性（固有受容、すなわち自分自身

の状態の感受）の二つを前提としているということになる。有機体は，一つには自分を変化させること，もう一つにはその変化を何かに反映させること，あるいはその変化を自己言及的に加工することという二つのことができる限り（またその限りにおいてのみ），経験能力があると言えるのである。

このことに関連して重要なことは，何かを変更することと自己を変更することの違いである。自己変更の一つの形が，フィードバック，すなわち自己言及性である。V.v. ヴァイツゼッカーは，学術用語ではなく日常言語から借用した表現を用いて，自己運動（または自己変化）の「軽視 Nicht-Ernstnehmen」と言っている。今日のシステム論の用語でより正確に言い換えれば「自己言及性」のことがここで示唆されているのである。さまざまなパースペクティヴとの実り多い交流という観点から見て，システム論から得られる成果は興味深いものではあるが，これについてはより詳細な検討を要する。

パースペクティヴ性は空間的パースペクティヴについてのみ問題になるのではない。このことは時間パースペクティヴという概念からも読み取れる。まずフランク（1937）によって，続いてレヴィン（1940）によって導入され，そののち確立されたこの重要な概念は，いまや精神病理学の分野でも少なからず注目されるようになっている（Blankenburg 1989 参照）。

本書を終えるにあたって，次のような指摘をしておかなければ不当であろう。われわれはわれわれの患者（妄想患者というのはその中の極端なケースということになる）にパースペクティヴ可動性の不足があると言ってきたのだが，しかしまた精神科医の方も——治療者としてであれ，精神病理学の研究者としてであれ——各人固有なパースペクティヴの固定性をもち，また各人固有なパースペクティヴ可動性の限界をもっているのである（このことについては McHugh u. Slavney 1986, Schwartz u. Wiggins 1988 を参照）。精神科医は，パースペクティヴ可動性とパースペクティヴ交換の能力を高めるようつねに努力すべきである。そしてすべての所与がもつパースペクティヴ性をできるかぎり自らの視野の中へ，自らの反省の中へ，自らの思慮の中へ，引き入れていくべきである。

パースペクティヴ一般について述べてきたことがここでもあてはまる。すなわち，精神医学においても，ほかの領域でも，さまざまな人間学的アプローチが存在するが，それらは結局それぞれに異なる「アスペクト（側面）に関わる理論」(v.Gebsattel 1954) として理解すべきであるという評価は正しいのである。しかしわれわれはそれを諦めとして受け取るべきではない。む

結語：パースペクティヴ性 vs. パースペクティヴ主義

しろ，さまざまなアスペクトを発動させ，そこから新たな人間像を——われわれの場合には妄想患者の人間像を——導きだすことを促すものとして，われわれはそれを受け入れるべきなのである。

「われわれが何を知っているか，それをどのように知っているか，特定の方法で何を認識することができ，何を認識することができないか」ということを方法論の上で明らかにすることがわれわれの分野における学問の進歩であると考えられている。これはヤスパース以来の伝統である。しかし，そのように多元主義の立場からさまざまなパースペクティヴや構想の並存の状態を見極め，甘受し，尊重し，そこに認識の進歩を求めるというだけではなく，その立場を乗り越えて，一連のモーメントとしてのさまざまなパースペクティヴを一つの大きな統合のプロセスへとまとめあげ，パースペクティヴの並存状態を（そして各パースペクティヴのもつ孤立と絶対化の傾向をも）解消することが為しうるとすれば，それはより大きな進歩であると言ってよいだろう。これはちょうど，ある人が，ある未知の物体に遭遇したときに起こることと同じである。その人は，その未知の物体のまわりを辛抱強く歩き回って，それをさまざまな方向から観察し，やがてそれを熟知するようになるのである。

ここでしばしば引用されるのは「群盲象を撫でる」という古いインドのたとえ話である（たとえば McHugh u. Slawney 1987 を参照）。彼らはそれぞれ別々の部分に触れているため，それぞれの人がまったく異なる判断をし，互いに矛盾したことを言っているようにきこえるのである。この話の寓意がいまなお精神医学に当てはまることは疑いない。とはいえ，精神医学も，自らが関わっている対象について徐々にではあるが習熟してきているはずであって，そのたとえ話に戻って言えば，目の見えぬ人が，やがて目が見えるようになり，象を全体として——生きているそのままに——知覚できるようになるということも，ありえないことではないはずなのである。目指すべきことは，さまざまなパースペクティヴを単にならべてておくのではなく，それらを新たに獲得したパースペクティヴ可動性によって統合し，そこから精神の病のありようとなりたちについてのまとまった像を導きだすことである。そこで必要となるのは，パースペクティヴ間を自由に移動することであり，これこそ精神医学的経験のための器官と言ってもよいであろう。

本書の各論文も，「妄想とパースペクティヴ性」という問題にそれぞれまったく異なる視点から取り組んでいるが，それらをいま述べたようなしかたで眺め，評価していただきたいと思う。これらの論文が妄想という病の新

Nachwort: Perspektivität vs. Perspektivismus

たな像にどこまで貢献できるかということは，未来が示してくれるはずである。

*

　妄想の精神病理を考えようとするときに，まずパースペクティヴ主義の主張するような意味でのパースペクティヴの固定性，つまり妄想の目立った特徴である「アスペクト硬化」の問題をとりあげるのは，ある意味で当然とも言える。実際，本書の執筆者の多くはそうした意味でのパースペクティヴ性の問題を論じている。特にグラッツェルは本書の論文「パースペクティヴ性の病理」の中で，パースペクティヴの固定によって生じる視野狭窄をきわめて明確にとりあげており，その際に歴史上の「パースペクティヴ主義」のさまざまな構想にも言及している。

　すでに示唆しておいたように筆者（ブランケンブルク）の企図した構想は，パースペクティヴ性というものを，すでに与えられたパースペクティヴに依存し束縛されてしまうこととしてもっぱら否定的にとらえるこうした方向とは対立するものである。すなわち筆者は，パースペクティヴ性という概念のうちには，さまざまなパースペクティヴを自己言及的に遊ばせておくことによってパースペクティヴを新たな現実を構成する道具として利用できるという意味も含まれているのではないかと考えており，むしろそのような意味の方がパースペクティヴの固定性という意味よりも重要ではないかとさえ考えているのである（「構成的錯覚」というV.v.ヴァイツゼッカーの概念を思い起こしていただきたい）。このように考えることによって，パースペクティヴ性という概念のもつポジティヴな面を引き出すことができる。こうしてパースペクティヴは，さまざまな表面的アスペクトが相対的なものであるという認識を可能にし，またこの認識を通じてパースペクティヴへの固定性から自分を解放することを可能にするような器官として利用されることになる。こうした見方からすれば，パースペクティヴの変更が可能であるということは，ただ特定のパースペクティヴへの立場固定化の傾向に後から修正を与えるということを意味するだけではなく，世界に対して，さらに自分自身に対して，何らかの「関係をもつ／振る舞いをする（sich verhalten）」という人間のもつ根源的な可能性そのものであると見なされることになる。

　まさにこのような理由から，パースペクティヴ性の病理のみではなく，パースペクティヴ性の「治療」というもの，すなわちパースペクティヴ可動

結語：パースペクティヴ性 vs. パースペクティヴ主義

性とパースペクティヴ交換能力のトレーニングという形での治療法を考えることも意味があると思われる。そのようなトレーニングが，精神を病む人，とりわけ妄想患者の治療の重要な手法としてやがて確立されていくことになるかもしれない。いずれにしても，そうした治療法が，従来の期待や実績を越えてさらに発展していくことは間違いないだろう。

　もちろんパースペクティヴ交換の能力を例外なく治療上望ましいものと考えるのは早計である。病的とは言えないとしても，異常と見なすべきパースペクティヴ可動性過剰という事態も考えておかなければならないのである。ヒステリー性人格障害，今日であればDSM-IIIRにしたがって演技性人格障害と呼ばれている人たちにおいては，まさにそういう現象が見られる。この人たちは，パースペクティヴが過剰な多様性を示すという点で際立っている。このことは二つの意味でそう言えるのである。一つには，彼らはさまざまな「顔」を見せるということ（すなわち彼らはまわりにいる人にも多様なパースペクティヴを要求するということ）であり，もう一つには，彼ら自身も世界をさまざまなパースペクティヴから見る能力があるということである。この結果彼らは状況に応じてカメレオンのように迅速に態度を変えることができるのである。

> 　こうしたパースペクティヴの可動性は，まったく病的なものと判断すべきであるが，しかししばしばこの可動性はそれ自体として病因的な作用を示すこともある。パースペクティヴ可動性の過剰というものがそれ自体すでに病的な事態であるのか，それとも迅速なパースペクティヴ交換の能力（「玉虫色の」人格と相関をなす能力）は，パースペクティヴを比較的容易かつ高頻度に交代あるいは変転せしめてものごとをさまざまな視点から理解し受容するというその能力を無意識の自己中心的な動機ないし目標のために使用あるいは乱用させようとする強い「誘惑」（Blankenburg 1975）をもたらすにすぎないのか，という問題にはもちろんまだ答えを出せない。さらに別の可能性として，もはや制止のきかない統御不能な状態に陥り，さまざまな可能なパースペクティヴの多様性に身を委ねるしかなくなって，ついには（その状況において必要な）一つのパースペクティヴを選択し決断する能力をも失ってしまうということが起こりうる。

　さらにこれに付け加えて述べておくならば，選択し決断するという人間の能力にとって必要なことは，その場その場で自分の視野を特定のパースペク

Nachwort: Perspektivität vs. Perspektivismus

ティヴへと限界づけることである。本章の冒頭に述べた限界づけるということがここで再び不可欠になるのである。ビュリダンのろばの如く，ものごとのさまざまな見方のただ中にあってどれをとるか迷ったすえに飢え死にする危険，あるいはすべてを理解させてはくれるがそれ以上には何ももたらしはしない相対性の原理としてのパースペクティヴ主義に陥ってしまう危険を，パースペクティヴの可動性はいかなる条件のもとで回避できるのか。少なくともこのことだけはここではっきりさせておくべきだろう。目標に沿って行為を遂行することができるためには，つまり言い換えれば，生活を営んでいくためには，特定のパースペクティヴによる視野の限界づけということと，その特定のパースペクティヴへの固定ということが必要となる。そのほかにも無数のさまざまなパースペクティヴが存在することを知りつつ，このように自分を特定のパースペクティヴに固定するということは，人間に欠くことのできない本質的な能力の一つである。そしてこのことは精神科医自身にもあてはまるのだということをここでもまた言っておかねばならない。

訳者あとがき

　私たち精神科医は，妄想という現象には日常的に出会っている。私たちがカルテや書類に妄想という文字を書き込まない日はめずらしい。

　今日私たちが使っている精神病の分類体系（統合失調症と躁うつ病を中核とする体系）が確立する以前にも，妄想は精神科医の関心を強くひきつけていた。たとえば，本書でクノルが言及しているように，19世紀に活躍したF.W. ハーゲンという学者は，すでにきわめて質の高い妄想論（1870）を展開している。20世紀にはいって，精神科医のなかでも特に精神病理学者と呼ばれる人たちは，妄想についてさまざまな側面から膨大な議論をつみかさねてきた。ブランケンブルクの序文にもあるが，それらの論説をレヴューしようとしたら，大筋をたどっていくだけでも，大変な仕事になるはずである。

　しかし私たち精神科医は，いまでも妄想の定義や本質といったことがらについて，満足のいく合意に達しているわけではない。「妄想とは何か？」（M. シュピッツァー，1989）という問いに対して，明快な答えを述べることができる人はまだいないのである。

　本書は，この伝統的にしていまなおアクチュアルな妄想問題に，精神科医にとってはほとんど馴染みのなかった「パースペクティヴ性（ペルスペクティヴィテート）」というキーコンセプトをもちこんで，精神病理学の新たな展開をはかったものである。

　たしかにパースペクティヴという言葉は，精神医学の教科書にも用語辞典にも見当たらない。しかしいま振り返ってみれば，ヤスパース（1913）が妄想観念の外面的標識のひとつとして「訂正不能性」を挙げたとき，あるいはコンラート（1958）が統合失調症患者における「乗り越え」の不能を問題にしたとき，精神病理学はパースペクティヴ性のコンセプトまであとほんのわずかなところまで接近していたのである。ようやく20世紀終わりに，この概

念が主に社会学を経由して精神病理学に導入されることになったのは，遅きに失したと言ってよいのかもしれない。

*

　本書の執筆者たちは，そのほとんどが，ドイツ語圏の精神病理学（特に人間学と呼ばれる方向，あるいは精神病の精神療法を志向する方向）を代表するようなエクスパートたちであるから，ここであらためて詳しく紹介する必要はないだろう（執筆者の簡単な紹介は巻末にある）。彼らはいずれも，それぞれすでに築き上げてきた独自な論点から本書のテーマに迫ろうと試みている。しかし，この共同の試みのなかで，彼らの学説の輪郭がこれまで以上に明確になったり，思いがけずそのポテンシャルが発揮されたり，あるいは時にはそこに少なからぬ修正が加えられたりする‥‥。こうした学のプロセスの現場とも言うべきものを，私たちが——時空と言語の隔たりを（乗り）越えて——目の当たりにできるということは，決して無意味なことではないだろうと思う。

*

　少し言い訳がましいが，訳者としては，著者たちのそれぞれに異なる論述のスタイルを，できるだけ訳文に反映させたつもりである。このため，本書全体を通して見ると，いくぶん文体の統一性を欠くことになったかもしれない。もうひとつの事情，すなわち，本書の各論文は，著者によって，シンポジウムの口演原稿にほとんど手を加えずにそのまま印刷させたものもあり，逆に出版のために後から大きく加筆しているもの（たとえばブランケンブルクの際立って長い論述）もあって，全体を通しても，個々の論文の内部でも，統一をはかるのが難しいという事情を，あわせて斟酌していただきたい。
　訳文中の原語併記は，それがなければ理解に大きな支障が生じる場合をのぞいて，できるかぎり避けた。訳語だけ出てきて原語が不明だと何やらおちつかない，という専門家の方もおられるかとは思う。しかし私たちとしては，むしろ必要以上の原語併記によって，文章のなかの本来強調されるべき要素が見失われ，コンテクストが不明になってしまうことを懸念した。
　本書のキーコンセプトである「ペルスペクティヴィテート」というドイツ語にいかなる訳語をあてるかという問題は，意外に難問である。このままの形では，「パースペクティヴ」（英語のカナ表記）との釣り合いがとれず，ま

た「パースペクティヴィティ」という英語も一般的ではない。また日本語の「遠近法」からこの語の訳語を派生させることは困難である。本文中に，アスペクト，レスペクトなど，パースペクティヴと語源的に関連した語が意識的に用いられている箇所があることも，日本語への置き換えをむずかしくしている。また文脈によって異なる訳語を用いることは，この語が本書のキーワードであるだけに，避けたいところである。さまざまな検討のすえ，結局のところ，和洋混合の不自然さは残るが，原則として「パースペクティヴ性」の訳語を使うことに決めた。パースペクティヴ性とは，言うまでもないが，要するに，ある主体がさまざまな可能なパースペクティヴと関わっている「ありかた」のことである。ブランケンブルクは，この「ありかた」がいかにして（正常および妄想的な）現実連関を可能にしているのかという基本的な考察を彼の論述の中心に置いている。ちなみに，結語の表題では「ペルスペクティヴィテート」と「ペルスペクティヴィスムス」が対立的に取り扱われており，水準の異なるものが並べられているかのように見えるが，これは，哲学史上のペルスペクティヴィスムス（遠近法主義）が主張したような主体の「ありかた」(これも～イスムスと呼びうる)と，ブランケンブルクの考えるペルスペクティヴィテート（この～テートは，上述のように，ある「ありかた」である）とが対立的な位置にあるということを示している。

*

なお，本書に収載されている論文のうち3編については，以前，別の訳者によって訳出が行なわれていることをお断わりしておきたい。いずれも雑誌「イマーゴ」(青土社)に掲載された。

ブランケンブルク：「パースペクティヴ性と妄想」川合一嘉・高橋潔訳，イマーゴ，第3巻第8号，66-88頁，1992年。

バイヤー：「人生を生きることとしての出会いとその妄想における障害——パースペクティヴ引き受けの精神病理学」坂本暢典訳，イマーゴ，第3巻第8号，160-170頁，1992年。

クラウス：「メランコリーの妄想——アイデンティティ理論の観点から」小林敏明訳，イマーゴ，第7巻第4号，159-173頁，1996年（原著者によりテクスト一部改変）。

*

本書巻頭の序文においてブランケンブルクはバイヤーとヴィンクラーの死

を悼んでいるが，今度は私たち訳者が悲しい報せをここに記さなければならないことになってしまった。当のブランケンブルクが，2002年10月16日に死去したのである。この直前，私たちは京都でこの訳書出版の最終段階の作業中であり，大学退官後もマールブルクに住んでいた彼とはしばしばファックスで，時には電話で，連絡をとっていた。彼は，この翻訳書のために特に文章を用意するから少しだけ時間をくれないか，と言っていた。それだけに私たちにとっては本当に思いがけない訃報であった。4回にわたる来日をはじめ，日本の精神病理学者や哲学者とも頻繁に交流をもっていたブランケンブルクは，わが国の精神病理学の事情をよく知っており，この翻訳の出版にもずいぶん大きな期待を寄せてくれていた。いまとなっては，私たちのこの仕事が，彼の期待にわずかなりとも応えうるものであることを願うほかない。

*

　学樹書院の吉田和弘氏からこの翻訳の企画をお知らせいただいたのはずいぶん前のことである。私たち訳者の作業の遅れによって吉田氏にはずいぶんご迷惑をおかけした。長年にわたる吉田氏のサポートに対して，心よりお礼申し上げる。

　　2003年6月

訳　者

人名索引

アリストテレス (Aristoteles)　157

ヴァイツゼッカー (Weizsäcker, V.v.)
　21, 23, 29, 158, 160
ヴァイトブレヒト (Weitbrecht, H.J.)　115
ヴァレ (Valle, R.S.)　74
ヴィス (Wyss, D.)　64
ヴィンクラー (Winkler, W.Th.)　133 ff
ウォリス (Wallace, M.)　10
ウスラー (Usler, D.v.)　45
ヴルフ (Wulff, E.)　32

エーデルシュタイン (Edelstein, W.)　26
エッカーツベルク (Eckartsberg, R.v.)　74
エピクテトス (Epiktet)　69
エリクソン (Erikson, E.H.)　56, 126, 127

カーンバーグ (Kernberg, O.)　97
ガウプ (Gaupp, R.)　109, 133
カント (Kant, I.)　2, 27

キスカー (Kisker, K.P.)　93, 97
ギヨーム (Guillaume, G.)　148, 149

クーン (Kuhn, R.)　142 ff
クノル (Knoll, M.)　88 ff
クライン (Klein, M.)　49
クラウス (Kraus, A.)　103 ff
グラウマン (Graumann, C.F.)　13, 62, 65
グラッツェル (Glatzel, J.)　49, 60 ff, 116, 133, 134, 136, 155, 160
クランツ (Kranz, H.)　103, 108
グルヴィチュ (Gurwitsch, A.)　36
クレチュマー (Kretschmer, E.)　94, 95, 133-135, 137
グローフ (Grof, St.)　80, 81
クローンフェルト (Kronfeld, A)　145
クンツ (Kunz, H.)　142

ゲーテ (Goethe, J.W.v.)　3, 11
ゲーレン (Gehlen, A.)　61, 62, 64, 66

ゴイレン (Geulen, D.)　47
コンラート (Conrad, K.)　12, 52, 64, 93

サリヴァン (Sullivan, H.S.)　127
サルトル (Sartre, J.P.)　111

シャルフェッター (Scharfetter, C.)　32, 69 ff, 98
シュッツ (Schütz, A.)　6, 13, 26, 28, 36, 65
シュトラウス (Straus, E.)　63, 146-148, 150, 151
シュトルヒ (Storch, A.)　13
シュトレッカー (Ströcker, E.)　147
シュナイダー (Schneider, K.)　7, 45, 88, 103, 108, 113, 115, 117
シュライファー (Schleiffer, R.)　94
シュロスベルク (Schlosberg, A.)　10
シラー (Schiller, F.)　148

スタインベック (Steinbeck, J.)　3
ズュルヴォルト (Süllwold, L.)　9

タート (Tart, C.T.)　74

チオンピ (Ciompi, L.)　3, 93, 96

ツット (Zutt, J.)　45, 57

ディットリヒ (Dittrich, A.)　74
ディルタイ (Dilthey, W.)　16, 62, 63
テレンバッハ (Tellenbach, H.)　45, 64, 108

ナスケ (Naske, R.)　142

ニーチェ (Nietzsche, F.)　60, 61, 67

ハーゲン (Hagen, F.W.)　88
ハーバーマス (Habermas, J.)　26
ハイデガー (Heidegger, M.)　17, 19, 49, 152
バイヤー (Baeyer, W.v.)　19, 45 ff, 133
バウアースフェルト (Bauersfeld, K.H.)　143

ハルトマン (Hartmann, H.)　126

ピアジェ (Piaget, J.)　26, 36, 47
ビューラー (Bühler, K.E.)　32
ビンスヴァンガー (Binswanger, L.)　63, 64, 67, 94, 108, 109, 142, 143, 148

フィッシャー (Fischer, R.)　74
ブーバー (Buber, M.)　45
フェッチャー (Fetscher, R.)　97
フッサール (Husserl, E.)　7, 21, 22, 26, 28, 36
フランク (Frank, L.K.)　10, 158
ブランケンブルク (Blankenburg, W.)　1 ff, 6 ff, 49, 94, 108, 143, 145, 155 ff
フリーマン (Freeman, A.M.)　10
フロイト (Freud, S.)　15, 16, 45, 48, 49, 54, 94, 98, 109, 110, 141
ブロイラー (Bleuler, E.)　14, 88, 108
ブロイラー (Bleuler, M.)　82

ベネデッティ (Benedetti, G.)　19, 32, 34, 76, 84, 120 ff, 133, 139
ベルナー (Berner, P.)　142

ボーリング (Boring, E.G.)　147

マトゥセック (Matussek, P.)　64
マルディネ (Maldiney, H.)　146, 150
マンハイム (Mannheim, K.)　66, 67

ミード (Mead, G.H.)　28, 47, 54, 56, 105, 111
ミュラー＝ズーア (Müller-Suur, H.)　112
ミンコフスキー (Minkowski, E)　143

ムント (Mundt, Ch.)　32

メルジェス (Melges, F.T.)　10
メルロ＝ポンティ (Merleau-Ponty, M.)　10, 21, 25

ヤスパース (Jaspers, K.)　7, 8, 88, 115, 116, 142, 159
ヤンツァーリク (Janzarik, W.)　50, 57, 97, 107, 110, 111

ユクスキュル (Uexküll, J.v.)　62, 156
ユング (Jung, C.G.)　90

リード (Reid, T.)　147
リット (Litt, Th.)　28
リルケ (Rilke, R.M.)　69

ルートヴィヒ (Ludwig, A.M.)　74
ルフィン (Ruffin, H.)　108

レヴィン (Lewin, K.)　10, 158

ロートハッカー (Rothacker, R.)　62

原著執筆者紹介

ヴォルフガング・ブランケンブルク　Wolfgang Blankenburg（1928-2002）
元マールブルク大学精神科主任教授。1993年に退官。L.ビンスヴァンガーの現存在分析的研究を継承し，20世紀後半の現象学的・人間学的な精神病理学研究の第一人者として活躍した。主著：『自明性の喪失』(原書1971年。訳書1978年；木村敏・岡本進・島弘嗣訳，みすず書房)。

ヴァルター・フォン・バイヤー　Walter von Baeyer（1904-1987）
元ハイデルベルク大学精神科主任教授。1972年退官。人間学的立場から内因性精神病の状況分析を行なった。新ハイデルベルク学派の中心にあって，精神病理学の分野で多くの後継者を育てた。主著：『妄想（論集）』(1955,1979)。

ヨハン・グラッツェル　Johann Glatzel（1938-　）
現マインツ大学精神科教授。1970年代より，社会学的な相互作用論の視点から精神病理学の新たな方向を開拓している。主著：『反精神医学』(1975)，『精神病理学総論』(1978)，『精神病理学各論』(1981)，『メランコリーと狂気』(1990)。

クリスティアン・シャルフェッター　Christian Scharfetter（1936-　）
元スイス・チューリヒ大学ブルクヘルツリ精神病院教授。退官後，現在もチューリヒで精神病理学をはじめ多方面にわたる文筆を続ける。主著：『共生精神病』(1970)，『精神病理学総論』(1976)，『精神科医は人間について何を知っているのか』(2000)。

ミヒャエル・クノル　Michael Knoll（1944-　）
原書出版当時，マールブルク大学精神科勤務（指導医）。その後ヘッセン州の各州立精神病院への指導にあたる行政職を経て，2003年同州の病院（フリートベルク）に新設された精神科の医長に就任。主著：『精神医療の日常における攻撃性』(論文，1990)，『精神医療改革の歴史と単科精神病院の未来』(論文，1999)。

アルフレート・クラウス　Alfred Kraus（1934-　）
元ハイデルベルク大学精神科教授。テレンバッハのメランコリー研究を受け継いで，役割同一性の観点から躁うつ病患者の人間学的構造の解明を試みた。2000年に大学を退官。主著：『躁うつ病と対人行動』(原書1977年。訳書1983年；岡本進訳，みすず書房)。

ガエターノ・ベネデッティ　Gaetano Benedetti（1920-　）
元スイス・バーゼル大学教授。統合失調症の精神療法の第一人者。現在もバーゼル近くに住み，仕事を続けている。主著：『臨床精神療法』(原書1964年。訳書1968年；小久保享郎・石福常雄訳，みすず書房)，『実存的挑戦としての精神療法』(1992)。

W. Th. ヴィンクラー　W.Th.(Walter Theodor) Winkler（1914-1984）
クレチュマーらテュービンゲン学派の流れをくむ精神病理学者。1950年代に自我収縮，自我神話化などの概念を創出。その後，精神病理学と精神療法・社会療法の架橋を追求した。1961年から1979年までギュータースローの州立精神病院院長。主著：『転移と精神病』(1971)。

ローラント・クーン　Roland Kuhn（1912-　）
元スイス・ミュンスターリンゲンの州立精神病院院長。チューリヒ大学名誉教授。L.ビンスヴァンガー流の現存在分析研究の多数の論文とともに，イミプラミンの抗うつ作用の発見（1956年）の業績でも国際的に有名。現在90歳を過ぎており，ボーデン湖近くに居住。主著：『現存在分析と精神医学』(論文，1963)。

訳者紹介

山岸　洋（やまぎし・ひろし）
1958年生まれ。1984年京都大学医学部卒業。1988-90年マインツ大学病院精神科留学。現在，京都大学医学部附属病院精神科神経科勤務。著訳書：『中世の医学』（共訳，H.シッパーゲス著，人文書院，1988年），『中世の患者』（共訳，H.シッパーゲス著，人文書院，1994年），『精神医学群像』（共著，藤縄ほか編，アカデミア出版会，1999年），『脳——回路網のなかの精神』（共訳，M.シュビッツァー著，新曜社，2001年）など。

野間俊一（のま・しゅんいち）
1965年生まれ。1990年京都大学医学部卒業。1994-96年ヴュルツブルク大学精神療法・医学的心理学研究所留学。現在，京都大学医学部附属病院精神科神経科勤務。著書：『エスとの対話——心身の無意識と癒し』（新曜社，2002年），『ふつうに食べたい——拒食・過食のこころとからだ』（昭和堂，近刊）など。

和田　信（わだ・まこと）
1967年生まれ。1992年京都大学医学部卒業。1994-97年ミュンヘン工科大学精神医学教室留学。現在，京都大学医学部附属病院精神科神経科勤務。

（**翻訳**分担）

序文	山岸
緒言（ブランケンブルク）	山岸
パースペクティヴ性と妄想（ブランケンブルク）	和田・山岸
人間的な営為としての出会い……（バイヤー）	山岸
パースペクティヴ性の病理（グラッツェル）	山岸
変容した覚醒意識状態……（シャルフェッター）	山岸
妄想と自己（クノル）	山岸
同一性理論から見たメランコリー……（クラウス）	和田
精神療法の観点から見た……（ベネデッティ）	野間
相互作用的現象としての妄想（ヴィンクラー）	野間
妄想治療の現存在分析的側面……（クーン）	野間
結語（ブランケンブルク）	山岸

各分担者の訳稿について，訳者全員で検討したのち，最終的に山岸が全体を見直した。

書　名	妄想とパースペクティヴ性
	－認識の監獄－
編　者	ヴォルフガング・ブランケンブルク
訳　者	山岸　洋（代表）
印刷日	2003年6月20日
発行日	2003年7月10日
ＤＴＰ	グループ＆プロダクト
印刷所	明和印刷株式会社
製本所	明和印刷株式会社
発行所	株式会社　学樹書院
所在地	〒164-0014　東京都中野区南台4丁目60番1号
	TEL 03-5385-5065　FAX 03-5385-4186
	www.gakuju.com

©2003 Gakuju Shoin, Publishers Ltd.
Printed and bound in Japan
ISBN 4-906502-26-1 C3011

学樹書院刊

▼
Two Millennia of Psychiatry in West and East
Edited by T. Hamanaka & G.E. Berrios （英文版）
1999年、名古屋で行われた東西の精神医学史に関するシンポジウム参加者による論文集。V.Barras, H.Schott, J. Pigeaud, P.Hoff, B.Y.Rhi, G.Hiruta, K.Nakamura, A. Miyoshi, S.Kato, H.Yamanaka, Y. Nakatani 他16論文。【x＋206p. 4000 円（税別）】

▼
心身医学
フランツ・アレキサンダー／末松弘行監訳
こころとからだをつなぐキーコンセプトを全体論的立場から解き明かし、さまざまな領域の疾患にみられる情動的要因を体系的に論じた歴史的名著。心身医学、医学的心理学の入門書としても精彩を放つ。　　【Ａ5 上製 290頁 5500円（税別）】

▼
精神分裂病の概念　精神医学論文集
オイゲン・ブロイラー／人見一彦監訳
精神分裂病という名称を提唱し、今日の精神病理学の成立に重要な役割を果たした著者による重要論文を収録。早発性痴呆、自閉的思考、両価性などに関する原著論文を明澄な日本語に翻訳。　　【Ａ5変型　上製　208頁　4200円（税別）】

▼
ブロイラー精神医学書（全3分冊）
オイゲン・ブロイラー／M・ブロイラー校訂・切替辰哉訳
ヨーロッパの学界ではじめてフロイトを正当に評価し、ユング、ミンコフスキー、ビンスヴァンガーといった逸材を育て上げた著書の、豊かな臨床経験と深い洞察が可能にした比類のない精神医学書。【菊判　合計約1000頁　19500円（税別）】

▼
精神医学の構造力動的基礎
ヴェルナー・ヤンツァーリク／岩井一正ほか訳
ヤスパースやシュナイダーの記述的精神病理学からは満足のゆく解答を得られなかったという著者が、30年以上にわたり取り組んできた独自の探究の大いなる成果。精神病理学の第三の道を提言する。　　【Ａ5上製　326頁　6500円（税別）】

学樹書院刊

▼
スピノザの生涯と精神
リュカス＝コレルス／渡辺義雄訳
ヨーロッパ思想史においてつねに異端のまなざしで捉えられてきた哲学者についての、同時代人たちによる最古の伝記資料集。ファン・ローンによる「レンブラントの生涯」抜粋を付す。詳細な解題つき。【四六上製　232頁　3200円（税別）】

▼
精神の眼は論証そのもの　デカルト・ホッブズ・スピノザ
上野　修
相反する立場を包みこもうとしたデカルト、「人はなぜ人に服従するのか」を問いつづけたホッブズ、スキャンダルの渦中に投げ込まれたスピノザ。3人の哲学者が共有する概念に着眼した画期的考察。【Ａ５変型　上製 248頁 3500円（税別）】

▼
初めの光が　歓びと哀しみの時空
チャールズ・バクスター／成田民子訳
歓びと哀しみの時空間を科学的・芸術的感性で謳い上げた異色作家によるインテレクチュアルな長編小説。ダンテ、ニーチェ、オッペンハイマーらを折々に引用しながら凡庸と非凡の美を追求した作品。【四六上製　406頁　2500円（税別）】

▼
感情論理
ルック・チオンピ／松本雅彦・井上有史・菅原圭悟訳
精神分析、構造主義、システム論、オートポイエシスなどの理論を援用し、人間精神の正常と異常の構造を、感情と論理の統合的解釈によって明快に叙述した各界絶賛の精神医学的人間論。【Ａ５変型　上製　520頁　品切】

▼
失われた〈私〉をもとめて　症例ミス・ビーチャムの多重人格
モートン・プリンス／児玉憲典訳
多重人格について言及される際に必ず引用される異常心理学の古典的名著。若き女子大生のなかに出現した彼女自身のなかの「もう一人の私」、さらに第三の「私」。多重人格症例の第1級の古典的資料。【Ａ５ 並製　580頁　4000円（税別）】

霜山徳爾著作集（全7巻）

明日が信じられない 著作集1
明日が信じられない／人間とその蔭／都市の死／極限の孤独／人間学的心理療法における日本的特性／モイラのくびき。
解説＝妙木浩之　定価（本体3400円＋税）

天才と狂気 人間の限界 著作集2
天才と狂気―病跡学論文集＝モーツァルト、スメタナ、ニーチェ、ヘルダーリン、デューラーほか／人間の限界／エルドラードと分裂病。
解説＝加賀乙彦　定価（本体3800円＋税）

現存在分析と現象学 著作集3
信仰と妄想／ハビトゥスの問題／現存在分析／実存分析／体験された時間／ミンコフスキーへのオマージュ　「精神のコスモロジーへ」補稿の試みほか。
解説＝加藤敏　定価（本体3800円＋税）

心理療法と精神病理 著作集4
不安／幻覚と知覚／衝動の病理／ロージァズと人間学派／人格への実存的接近／「心身医学の非神話化」について／死に臨む人々ほか。
解説＝山崎久美子・妙木浩之　定価（本体3800円＋税）

仮象の世界 著作集5
仮象の世界／不在者の浮上―イメージ心理学の基盤／詩と人間―連句療法の基礎／此岸性のはたて。
解説＝山中康裕　定価（本体3600円＋税）

多愁多恨亦悠悠 著作集6
多愁多恨亦悠悠―心理療法の問題集（書き下ろし）／素足の心理療法。
解説＝上野千鶴子　定価（本体4000円＋税）

時のしるし 著作集7
歌集「通奏低音」（書き下ろし）／目に見えない力／性格をみつめる／もう一度生まれたら／フランクルと私／「自分と出会う」ほか。
解説＝横山恭子　定価（本体4000円＋税）